JN106716

加藤ジェシカ
JESSICA KATO

✦

理想の自分に近づく
アーユルヴェーダ式
5日間腸活

GET CLOSER TO YOUR IDEAL SELF
AYURVEDIC
5-DAY GUT HEALTH IMPROVEMENT

✦

夢を叶える人が
食事前にやっていること

ॐ पूर्णमदः पूर्णमिदं पूर्णात्पूर्णमुदच्यते ।
पूर्णस्य पूर्णमादाय पूर्णमेवावशिष्यते ॥

◆

This universe is complete.
I am a part of this universe, and therefore, I am complete.
I cannot be anything but complete.

◆

この宇宙は完全(purna)です。
私はこの宇宙の一部であり、したがって、私は完全です。
私から全てを奪っても、
残るものは完全以外の何者でもありません。

◆

Purnamadah Purnamidam—『Upanishad』より引用

はじめに

あなたがあなたであることを思い出そう「アーユルヴェーダ式5日間腸活」でつかむ夢

「私が生きる目的ってなんだろう」
「生きづらさを感じて、自分らしく振る舞えない」
「夢を叶えたいけど、どうすれば実現できるんだろう」

こんな悩みを抱え、思い悩んではいませんか？

初めまして。アーユルヴェーダプラクティショナーの加藤ジェシカと申します。私は、インドとアメリカでアーユルヴェーダを学び、現在はハワイ、インド、バリ、そして日本を拠点にスクールなどを開催しています。世界各国を飛び回り、学んできたことを皆さんに伝え、描いた以上の未来を築くお手伝いに奔走する、充実した毎日を過ごしています。

そんな私ですが、アーユルヴェーダを学びはじめた頃は、一生懸命やっても虚無感に苛まれ、辛い期間が続きました。アーユルヴェーダの効果をより早く感じられるようにするためにはどうすればいいのか、様々な手法を学んだり実践することで、**腸が一番元気な状態を作ることができれば、「ありのままの自分を取り戻す」ことができ、夢を叶えることができるのだという結論に達しました。**

アーユルヴェーダと聞くと、「難しそう」「よく分からない」といった印象を受ける人もいるかもしれませんが、特別なことはしていません。まずは日々の食事を通してできる「アーユルヴェーダ式5日間腸活」を試してみてください。「アーユルヴェーダ式5日間腸活」とは、腸に溜まった老廃物や未消化物を一度リセットすることで腸の調子を整えるやり方です。食事を通して「ありのままの自分を取り戻す」方法の一つとして、皆さんにご紹介します。

◎欲求を無視してしまう私たち

私たちは「自分の外側の世界とつながる」ことと、「自分の内側の世界とつながる」ことを日々繰り返して生きています。

「自分の外側の世界とつながる」とは、どういうことでしょうか。

私たちは変化の激しいこの時代に、いくつもの役割を背負って生きています。家庭での役割、仕事での役割など、誰しも必ず一つ以上の役割を背負っています。それゆえに、他の人が持つ考え方に影響を受けて生活しています。そのため、自分以外の誰かが持っている答えや常識と切り離されて毎日を過ごすことは簡単ではありません。

反対に「自分の内側の世界とつながる」とは、自分の魂、つまり本質の部分（注釈：これをサンスクリット語でアートマンと呼びます）とつながることです。家の外にいるのに、同時に家の中にもいる、という経験はできませんね。これと同じで、外側とつながっている間は、内側とつながることはできません。

私たちは役割を担っている以上、「自分の外側の世界とつながる」ことはとても大切です。人間関係を築く上で当たり前のことでしょう、と思われる人がいらっしゃるかもしれませんね。しかし、自分の外側の世界とばかりつながり、自分の内側とつながる時間が、ますます少ない時代になっています。「自分の外側の世界とつながる」ことを続けることで、自分を抑えてしまい、**自分が本当はどうしたいのかという本心に気付く力が弱くなってしまっています。**

たとえば、食事の際に「太らないために白米は抜こう」とか、「タンパク質を補うためにヨーグルトを食べよう」など、欲求を抑えて食べるものを決めた経験はありませんか。

私たちは、肉体、心、魂の3つから成り立っているので、欲求を正しく認識できていなければ、肉体にとっても、心にとっても、魂にとっても本当に必要なものを選ぶことができません。

これは食事を例に出していますが、自分が何を求めているのかという本来の自分の欲求に目を向けられるようになれば、必然的に夢を見つけ、叶えるための方法を導き出すことができるといえます。

◎食事を通して自分の「欲求」に素直になり、夢を叶えよう

私は、「自分の外側の世界とつながる」ことが必要だと思い込んでいました。最新の情報を手に入れることは、自分の学びを加速させると思っていたので、常に情報を集めることに時間を使っていました。

一方で、自分が心から求める情報でないものや、すすめられているやり方を実行してもうまくいかないことなどに、苦しいと感じることが多い人生でした。必要だと思っていた情報のほぼ全てが、逆に自分に迷いを与えていたことには気付かなかったのです。そのことが分かるまで、25年ほどの時間がかかりました。

私の人生に変化が起きたのは、インド哲学の勉強をした時です。

なかでも、インド哲学の要素を多く含むインド医学のアーユルヴェーダを学んだことで、私自身が世の中の常識に合わせたり、周囲の意見に振り回されて欲求を抑えてしまい、本心が分からなくなっていることに気が付きました。その感覚を変えるために様々な方法を試す中で、**食事を通して自分の内側とつながることで、ありのままの自分を取り戻すことができると確信しました。**

そのおかげで、「自分の外側の世界とつながる」ことを絶やさず、「自分の内側の世

界とつながる」習慣をつくることができました。

さて、本章のタイトルにもある「あなたがあなたであることを思い出す」とは、他人の期待や社会の基準にとらわれず、自分自身の欲求や価値を尊重することです。そのためには、食欲に素直に従い、自分自身を見つめ直し、内なる声に耳を傾けるプロセスがとても大切です。ありのままの自分に気付くことができれば、自分を取り巻く世界との調和をもたらすのです。

素直な食欲の探求は、私たちが本来持っている力強さや美しさを思い出す手助けとなり、幸福と満足感に満ちた人生への道を拓くでしょう。

「あなたがあなたであることを思い出す」感覚が手に入れば、やりたいことを見つけ、それを叶えることはずっと楽になります。叶えたい夢がある人は、それを、最高のタイミングで叶え理想の自分に近づくことだって可能なのです。

本書は、「あなたがあなたであることを思い出す」ことで未来を変えるための本です。鈍ってしまった欲求を呼び覚ます目的で食事に焦点を当て、最短５日間で本来の自分を取り戻すためのやり方を凝縮しました。

次の章から、自分について知り、自分を整える食材について学び、身体をリセットする「アーユルヴェーダ式5日間腸活」もお伝えします。体内に溜まった毒素が排出されることで感覚も冴えてくるので、「あなたがあなたであることを思い出す」ために、ぜひ実践してみてください。

最終章では、身体と心が整った自分になったからこそ効果のある夢の叶え方もお伝えします。「あなたがあなたであることを思い出す」ことができれば、夢は簡単に見つかるし、実現しますよ。

食欲に素直になることで私たちの脳と身体に起きること

☑ 無意識のうちに自己を偽ることを避けることができる

私たちが異なる魂を持つ個体であるからこそ、食べ物の選択や食事のスタイルには多様性が生まれます。自分の食欲に正直であることは、他人との比較から離れ、見落としていた自己を解放することすらも可能にしてくれます。

☑自分の内側に耳を傾けることができる

「自分がここに存在する意味を見失わないために、自分の内側に耳を傾けましょう」、という趣旨の言葉を聞いたことはないでしょうか。日々の生活の中で、私たちは多くの情報や他者からの期待に囲まれています。健康や美容のノウハウ、社会的な基準など、脳は、外部からの刺激とつながることが得意です。一方で、頭だけで考えていると、肉体を持った「自分」という存在とのバランスが乱れます。食欲は、私たちが本当に欲しているものを示す指針でもあります。素直になることで、本当の自己の声に耳を傾けることができます。

☑満足感を育むことができるようになる

食べることは単なる栄養摂取だけでなく、私たちが生きる上での喜びや満足感をもたらします。自分の食欲に素直になることは、自己を理解し、大切にするための一つの方法と言えるでしょう。

もくじ

第3章

夢を叶えている人たちが食事前に考えていること。食事前の小さな気付きで、ありのままの自分に戻っていく8箇条

第 1 章

夢が夢のままで終わるのはなぜ？

「あなたがあなたであることを思い出す」ことと「食欲」、そして「夢を叶える」ことがなぜリンクするのでしょうか。「アーユルヴェーダ式5日間腸活」を実践する前に、まずは、腸と脳の関係性について説明させてください。

あなたが選ぶものは、あなたのためのもの？

世の中の常識や周囲の意見に振り回されて、うまくいかなかった経験はありませんか。自分のためと思ってやっているけれど、身体にとって負担になっていることが、食材選びにおいても多くあります。

たとえば、玄米と聞いて、健康そうなイメージを抱く人が多いと思います。玄米が身体に良いということは事実ですし、データ上白米に比べて栄養価が高いことは間違いありません。

しかし、玄米は一般的にはしっかり噛まないと消化不良を起こす可能性が高い食材です。特に子どもや年配の人、しっかり噛む習慣がない人には適しません。しっかり噛まずに食べると、胃は玄米を消化するために時間と労力を使うため、食後に眠くなる上に、慢性的に消化不良が起きると、便秘がちになってしまいます。

玄米は、白米の6倍も食物繊維が多いといわれているにもかかわらず便秘になるなんて、不思議議に感じられるかもしれません。しかし、データ上良いからといって、必ずしも身体に良いことばかりではなく、逆に身体を傷めてしまうこともあるのです。

このように、自分のためと思って選択していることが、実は自分を苦しめていたり、がんばっているのに辛いと感じる現実を作る可能性もあるのです。

世の中の常識や、周囲の意見を優先することで、心の奥底で求めていることだけではなく、身体の状態や変化に気付くことができなくなってしまい、いつも何かが不足しているような感覚に陥ることが増えてきます。

心の奥で求めていることが分かるようになるためには、今行っていることと逆のことをすれば良いということになりますが、無意識に行っている選択や思考に気付くことは簡単ではありません。その解決策として本書では、自身の持つ「食欲」に意識を向けていきます。

「食欲」、「腸」、そして「脳」の3つがつながった！

医療や科学が発達するずっと昔から、私たちは腸と脳の関係を認識していました。たとえば、英語で第六感は「gut feeling」といい、「gut」には「腸」という意味がありま す。また、「腸は第二の脳」という言い方がされるように、腸と脳には密接なつながりがあることが分かります。

医学的にも、腸は脳と神経系を介してつながっています。腸と脳は、相互に影響し合い、健康や感情、行動に大きな影響を与えるとされています。腸は食べ物の消化・吸収を担当し、脳は感情、ストレス、思考を制御します。腸からのシグナルは脳に影響を与え、逆に、脳からの指令が腸に影響します。「腹をくる」「腹がたつ」「腹黒い」のように、感情と腸が結びついたフレーズがあるのも、これが理由かもしれませんね。

また、腸は幸せホルモンでおなじみのセロトニンと呼ばれる神経伝達物質を生成します。体内のセロトニンの90%は、実は腸に存在するのをご存知でしょうか。頭で感じる不快感は腸に原因がある可能性が高いのです。

これらの医学的見解からも、腸と脳には密接なつながりがあることが分かります。頭や心で感じる感情の始点が腸にあることが事実だとしたら、私たちはどのようにして腸と向き合えば良いのでしょうか。腸がどのくらい動いているか、どのくらい健康か分かる人はあまりいません。だからこそ、「食事」に意識を向けていただきたいのです。今日は塩辛いものが食べたいとか、食欲がないとか、食べたばかりなのにお腹が空いてしまうなど、食事に関する感情は、誰もが持っているはずです。まずはこれらの感情を認識することから始めてみましょう。

認識することができるようになれば、次は実際に腸をリセットする「アーユルヴェーダ式5日間腸活」をおすすめします。

なぜなら、私たちは世の中の常識や、周囲の意見に振り回されてしまったり、刹那的に感じた感情に身を任せて食事をしてしまい、本当に自分の身体や心が求めるものを食べることができていないからです。

腸は脳と神経系を介してつながっているため、腸の調子が良ければ、脳の調子も良くなります。つまり、腸をリセットすれば、頭の中もすっきりと整頓され、自分の本心に気付くことができるようになり、道が拓けていくのです。そして、整えた腸を維持するやり方のほぼ全てが、日常の食事を通してできます。

ここからは、自分の「欲求」を認識し、食事を通して状況を変えることができた事例を紹介します。

思い悩んでいるあなたが、自身の本当の欲求に気付くヒントにしていただければと思います。

「アーユルヴェーダ式5日間腸活」で「夢を叶える」思考のフローチャート

夢を叶えることができず、思い悩んでしまうのはなぜ?

世の中の常識や周囲の意見など、「自分の外側の世界」とばかりつながり、欲求を抑えることで、本心に気付く力が弱くなってしまっているから。自分が本当に求めるものはなんなのか。まずはそれを見つけることが大切です。

↓

どうすれば求めるものが分かるようになるの?

まずは誰しもが必ず抱く食欲と、生活に欠かすことができない食事に意識を向けましょう。そのために、「アーユルヴェーダ式5日間腸活」を本書では提案します。

↓

「アーユルヴェーダ式5日間腸活」が夢を叶えるのはどうして?

医学的に、腸と脳には密接なつながりがあると考えられており、腸が整うと脳が整うことが分かります。「アーユルヴェーダ式5日間腸活」で腸が整えば、思考がクリアになるので、必然的に本心に気付くことができ、夢を叶えるための方法が見つかります。

↓

最終目標

「アーユルヴェーダ式5日間腸活」で身体と脳が整ったからこそ効果のある、「願望実現リスト」を作ってみよう!

事例 嫌なことが起きた時に「なぜ私はこれを引き寄せたのだろう」と自問自答していたMさん

旦那さんと共働きの女性がこんな話をしてくれました。「自分は旦那さんへプレゼントを買ったり、気前良くお金を使っているつもりなのに、旦那さんは私にプレゼントはくれないし、旅行に行っても割り勘で、ちっとも優しくしてくれない」と。「これは、自分の行動の結果で、相手は自分の鏡なのだろうか」という悩み相談でした。

このような悩みの場合は、まず「叶えたいこと」を明確にして、気付きのアンテナを張り巡らせることが大切です。

そのために、たとえば人間関係なら「その人と一緒に成し遂げたいことは何か」を書き出してみてください。その人としかできないことなら、相手に伝えてみましょう。もし、他の人とでも達成できることであれば、他の人と一緒に叶えれば良いのです。

自分を抑えて思考していると、自分がどうしたいのか、本当は何が好きだったのか、というシンプルな答えすら分からなくなってしまいます。

ピントが合わないカメラで写真を撮るのが難しいように、自分がどうしたらいいか分からない状態で相手に何かを求めても、良い結果は生まれにくいです。
まずは、自分の中にある感情を拾えるように、相手ではなく自分に意識を向けてみてください。自分に意識を向ける方法が分からない人も多いと思います。そんな方は第3章に書かれている「ありのままの自分に戻っていく8箇条」を読んでみてください。ありのままの自分の感覚を、食事を通して思い出す練習をおすすめします。

8箇条の中で彼女が最も意識したことは、「食事から油分を積極的に摂ること」でした。実は、食事の際にオイルを使うことには、自分の心を安定させる効果があります。なかでも、牛のバターから作られる「ギー」には、ソワソワした心を落ち着かせる効果があるので、オイルを食事に使うことで安心感を育むことができるのです。
自分の中にある感情を食事を介して認識する経験を通して、彼女にとって大切なことは、プレゼントを贈り合うことではなく、日々の生活を旦那さんと丁寧に過ごすことだと気付いたそうです。以後、旦那さんとの時間の使い方が変わったとのこと。

自分がどうしたいか、どう感じるかは意外と気付かないので、日々の食事を通して思い出してみてくださいね。

事例　嫌なことをリストに書き出し、自分を見失っていたOさん

好きな分野に転職するために、自分の好きなことと嫌いなことを明確にしようとしている30代の女性がいました。嫌なことをリストに書き出して可視化した結果、自分がいかに苦手なものが多いかを認識する結果になったのです。好きなことで働きたいと思っているにもかかわらず、自分が持つ負の部分に意識が向いてしまったんですね。なかでも目立ったのが、「長く続けられない」という感覚でした。

「長く続けられない」という感覚を短所として捉える人が多いですが、自分の気質である場合と、心や身体に溜まった毒素がそうさせている場合があります。

自分の性格で長く続けられない場合は、「納得したことでないと実行できない」といった頑固さを持ち合わせている可能性がありますね。このような性格の場合は、納得している事柄についてはやり遂げる傾向を持つ人が多いです。納得してできることを見つけることに注力しましょう。

一方で、多くの場合は心や身体に溜まった毒素が、「できない」という現実を作り出していることが多いです。

詳しくは第2章で解説しますが、体内に溜まった毒素が、自分の行動や意思を鈍らせることがあります。症状の多くは、倦怠感やだるさ、食後の眠気として現れることがあります。

この状態では、意思や根性でがんばっても長く続かないことが当たり前になります。もし、やりたいと思っていることに対して「長く続けられない」という感覚がある場合は、体内のバランスを整えるために、溜まった毒素を出しましょうというサインです。

彼女の場合は、体内をリセットして毒素を排出した後に、食事に対する意識を大きく変えることができました。元々、食事を食べたり食べなかったりしても平気な人でしたが、食事の時間に規則性を持たせ、アイスコーヒーやジュースを飲む習慣をお白湯に変えました。また、仕事帰りにデパ地下やコンビニで夕食を買っていた日々を改め、夕食におにぎりを用意するようになりました。

それによって、以前は惰性で食事をしていたのであって、本当に自分が必要としているものを食べていたわけではないと気付くことができました。お白湯が習慣化してからは便通が改善され、だるさや倦怠感も感じなくなりました。毒素は排便すると出ますので、毒素を溜めない身体作りができたといえるでしょう。

その後、彼女は細かな作業が得意であるという自分の一面に気付くことができ、宝石の修理の仕事に就いています。自分の長所を生かした働き方を叶えることができました。

リストに書き出すという実践には意味がありますが、書くだけでは変化は起きません。逆に、嫌なことが明確になり、ポジティブな側面や目標に注意が向かなくなる可能性がありますので、やり方には注意しましょう。

まずは、第4章で説明している「アーユルヴェーダ式5日間腸活」のやり方に沿って、体内に溜まった毒素を出すことをおすすめします。叶っていない現実を可視化しなくても「あなたがあなたであることを思い出す」ことは可能です。

欲求に素直になるからこそ自分が整う、という感覚

「あなたがあなたであることを思い出す」ために、「食欲」をきちんと認識することで、自分の気持ちに素直になることができるのです。食べたいものを考えるだけでなく、甘い、しょっぱいなど、自分が求める味によって心を観察してみるのです。

これは、ありのままの自分に気付くためのプロセスそのもので、このプロセスの度に、自分の内側とつながる感覚を体験していただきたいのです。そうすれば、理論上正しいものが自分に当てはまるかどうか判断できるようになります。

食べ物を通して判断ができるようにすることは、自分が人生をどのように描いていきたいか、自分がどんな道を進んでいきたいかが直感的に分かるようになるための練習です。自分の欲求に素直になる経験を通して、あなたがあなたであることを思い出し、自分が整う、という感覚を手に入れることができれば、願いを叶えることも簡単にできるようになります。

ありのままの自分に気付く感覚が蘇ることで、感情面においてこんなサインが出てきます。

自己受容

他人と比較したり、他人の意見を通して気持ちが揺らぐことがなくなり、自分の決めたことに自信を持てるようになります。また、自分が自分であることに自信を持ち、様々な状況に立ち向かえる強さが備わります。

迷いのない行動

自分の価値観や信念、欲求、情熱が明確になるので、行動がシンプルになります。

目標の明確化

自分が何を追求し、どの方向に進みたいのかが明確になります。自己認識が高まると、目標や夢に向かって進む自信が生まれます。

自己表現

感情や考えを素直に表現し、自分自身を自由に表現できる自信が芽生えます。

精神的平穏

自分が自分であることを受け入れることで、内なる平穏が生まれます。過去や未来への過度な不安やストレスが軽減し、現在に集中できます。

他人との関係

他人との比較や競争心が減少し、支え合える関係が築けるでしょう。

次の章から、自分を構成する要素についてお伝えしているので、まずは自分という存在がどのような要素で成り立っているかを知るところから始めてみてください。

第2章では自分という存在についての理解を深め、第3章では日常生活を通して腸を整える方法をお伝えします。第4章に記載されている「アーユルヴェーダ式5日間腸活」は、「あなたがあなたであることを思い出す」プロセスを加速させてくれるものです。時間を作って、ぜひやってみてください。腸が整うことで脳も整うので、思考がクリアな状態で第5章の夢の叶え方に沿って願いを実現させてみてください。

全ての項目において重要なのは、自分のありのままの感情に素直になることです。

次のコラムでは、私たちが我慢してはいけない身体からのサインをお伝えするので、ありのままの自分を思い出す要素として、心の片隅に覚えておいてくださいね。

Column 1. ありのままの自分に気付く13の生理欲求

アーユルヴェーダでは、人々が自然のリズムに従い、健康と幸福を追求するために「ありのままの自分」を大切にすることが強調されています。

約5000年前に書かれた古い書物には、「ありのままの自分に気付く13の生理欲求」という項目があり、この13項目は我慢をしてはいけないものだと伝えられています。身体が出すサインを我慢しないで、「あなたがあなたであることを思い出す」ための第一歩を踏み出しましょう。チェックしてみてくださいね。

おなら、くしゃみ、咳、しゃっくり、あくび、喉の渇き、涙

いずれも、身体が必要なタイミングで起こしているものです。これらを我慢することで、体内のバランスが乱れて病気の原因を作ると言われています。特に涙を我慢するのはやめましょう。涙が出る時には、自分らしくいるための身体からのサインだと受け取り、存分に泣きましょう。

排便、排尿

お手洗いに行くのを我慢していませんか。体内の毒素を排出するために、正しいタイミングで排尿や排便を行うことが重要です。尿意、便意を感じたらすぐにお手洗いに行きましょう。

性欲

性的なエネルギーは、健康な女性なら誰でも持っているものです。自分が決めたパートナーと健康的な性生活を保つことが重要です。アーユルヴェーダの観点から言うと、私たちは全員、divine（聖なる女神）です。よって、あなたの身体を大切にしてくれるパートナーを見つけられたら理想です。複数の相手と性行為をすることは、あまりおすすめしません。

空腹感

空腹を我慢したり、逆に感情的に食べすぎてしまうことはありませんか。食欲を我慢することは、アーユルヴェーダでは禁止事項の一つです。お腹が空いたら食事をしましょう。新鮮な食材をいただくよう配慮できると良いですね。前述の通り、私たちはdivine（聖なる女神）です。何日も冷蔵庫に入れっぱなしの古い食材は避けると良いでしょう。これは、神棚に腐った果物を供えないのと同じ考え方です。新鮮で、作りたてのものをいただけたら最高です。

眠気

眠気を我慢して仕事をしたり、夜更かしをすることで、感覚が鈍ります。日中に眠くなる、食後に眠くなる場合は、規則的な睡眠習慣を作ってね、という身体からのサインです。まずは夜の10時までに眠れるように意識してみてください。

激しい動きの後の深呼吸

運動をした後や、話しすぎて呼吸が荒くなる時は、呼吸だけに意識を向けましょう。呼吸を無理して弱めたり、コントロールしてはいけません。呼吸は体内に新たなエネルギーを加えるためのものです。ゆっくりと落ち着いている時に意識的に呼吸をするのはかまいませんが、身体が深呼吸を求めている時には、その感覚を優先しましょう。

第 2 章

自分を構成する五つの要素とつながる

太陽が気持ち良い日もあれば、雷が鳴って豪雨の日もあるように、自然界には、同じ日は二つとしてありません。これと同様のことが、私たちにも起きていることをご存知ですか。

一方で、私たちの生活は、必ずしも自然のリズムに沿っているとは言い切れません。パソコンやスマートフォンを使用することが多かったり、夜も蛍光灯の光で生活している人がほとんどです。

そうすると、私たちの身体は、少しずつ人工的に作られた何かに順応していき、自然のリズムを感じるという意識が薄れてしまいます。精神的な要因ではなく習慣的な要因で、自分以外の外の世界につながるきっかけにもなります。

この結果、私たちは、知らないうちに自然のリズムを感じるきっかけを失いはじめるのです。

自然のリズムを感じるとは、今、自分のいる環境で起きているその瞬間を体感することです。私たちも自然の一部であることを感じることは、今この本を開いている場所でも可能です。窓辺から空を見上げれば、毎日空の様子が異なることに気付くでしょう。木に集まる鳥を観察しても良いですし、風に揺れるヤシの木を頭の中で想像してみるなど、自然のリズムを感じるきっかけは、特別な場所にいなくても可能です。自然は、私たちの身体が一番自然でいられるように、いつも私たちを見守ってくれています。

この章では、「私」という存在を構成する五つの要素について学び、これらのバランスを保つ方法について知識を深めていきます。この考え方は、インド発祥の医学「アーユルヴェーダ」の理論に沿ったものになるので、アーユルヴェーダについても触れておきます。「あなたがあなたであることを思い出す」ための手助けになる考え方を抜粋しているので、楽しく読み進めていただければと思います。

アーユルヴェーダとは

アーユルヴェーダ…古代インドの総合医学で、個々の身体が持つバランスを重視し、食事やハーブを活用して心身の調和を促進する自然療法のこと。私たち人間はこの地球を構成する五元素（空間・風・火・水・土地）の一部であると考えるのが特徴。

アーユルヴェーダは、自然の森羅万象に変化があるのと同じように、私たちも季節や感情によって変化するという考え方をします。本書では、バランスの取れた食事、消化を助けるスパイスの知恵を活用し、「あなたがあなたであることを思い出す」日々を手に入れるための手段としてアーユルヴェーダを使用しています。

この地球を構成する五元素と自分の関係

自然界を構成する五つの要素のことを五元素（空間・風・火・水・土地）と呼び、このどれか一つが欠けてしまうと、地球は完全に機能しなくなります。

この五つの要素は、私たちを構成する要素でもあるので、まずはこんな要素が自分を作っているのだな、と認識してみましょう。この世界のあらゆるものと自分は五元素を元に成り立っていると認識しながら、第2章を読み進めてみてください。

余談ですが、人が亡くなると、人体を構成していた五元素に戻ると言われています。私たちは自然の一部に還っていくのです。

1 空間(ether)…空間、意識、無限性の象徴

空間のエネルギーは、あらゆるものが存在する場所を表します。物体や生命体の存在の場を提供してくれているエネルギーです。私たちが、今、ここに存在することは、この空間のエネルギーがあるからこそ可能になります。ヨガでは、呼吸法(プラーナヤーマ)を通じて自分を整えると考えますが、呼吸法を行うと自分を構成する空間のエネルギーが整います。

2 風(wind)…動き、空気、呼吸など、循環の象徴

風のエネルギーは、動き、流れを表します。全ての生き物が生命を維持するために

必要な要素です。風のエネルギーは、呼吸を通じて体内に運ばれます。風は生命を支えるために酸素を運び、体温の調整にも寄与します。また、風の影響を過剰に受けることで、冷え性になったり、肌が乾燥することが増えます。飛行機や新幹線などの高速な乗り物は、風のエネルギーを使って動いています。

3　火（fire）…熱、代謝、消化など、変化の象徴

火のエネルギーは、熱、変化をもたらします。太陽が地球を一定の温度で保ってくれるように、身体にとっての火のエネルギーは、消化や代謝に重要な役割を果たします。私たちが当たり前に行っている食べ物の消化や体温調節、やる気なども、火のエネルギーがあるからこそ可能になります。特に、消化力の強弱は食物の消化吸収に影響を与え、消化力が整うことで体内の毒素を排除するのに役立ちます。

4　水（water）…液体、体液、血液の象徴

水のエネルギーは、流れ、潤い、感情を表します。私たちが身体の水分バランス、感

情の安定を維持するために必要な要素です。水は体内の細胞や組織に必要であり、血液、リンパ液、体液の一部として存在します。体温を下げる役割を担っています。

5―土地（earth）…固体、物質、身体の組織の象徴

土地のエネルギーは、安定性、根付きに必要な要素です。身体にとっての基盤作り、精神的な安定を育むのに欠かせない要素です。土地は食物の栽培や住居の基盤になるので、土地のエネルギーなしに私たちの生活は成り立ちません。

季節との関係

アーユルヴェーダでは、私たちの身体は自然の一部であるという考え方をするので、季節や身体の変化によって私たちの体調も変化します。季節ごとに気温、湿度、日照時間などの変化に私たちの身体が調和することで心の安定も育まれます。

たとえば、寒い冬には身体が熱を生み出して体温を維持しようとしたり、夏には汗をかいて身体の体温を調整しようとします。季節の変化に沿って私たちの食事や生活習慣が変わることは、心地良く過ごすための自然な選択だといえるでしょう。

私たちの身体には、自然界のリズムに合わせた調和が必要です。これを食材で行う場合は、寒い時期には、身体を温める性質のスパイス、たとえばクミンを使い、暑い時期には身体の熱を取る効果のあるスパイス、たとえばコリアンダーシードを使うなどし、体温調節をします。季節との調和を保つためには食材の選び方が重要になるので、詳細は第3章でお伝えします。今は、食べるものが個人の体調や精神的な健康に影響を与えるのだと覚えておいてください。

野菜や果物が自然のサイクルに従って成長し、季節によって供給が変わることは、私たちの身体にとって自然なことです。

たとえば、夏は水分をたっぷり含んだ食材が豊富で、身体を冷やす効果がある桃やメロン、スイカが手に入りますね。

このように、自然が提供する食物は私たちの身体に合ったものであるため、私たちの生活と健康に密接に関連しています。

自然界にある日夜のリズムや周期も見逃してはいけません。太陽の出没、月の満ち欠け、潮汐、季節の変化などがその例です。私たちの身体もこれらのリズムに合わせて機能しており、時期に合わせて生活スタイルを調整することが重要です。

誰でも一度は、太陽の光を受けることはビタミンDの生成に関与し、睡眠リズムは体内時計に影響を与えると聞いたことがあるでしょう。これは、自然のリズムに合わせた生活スタイルを実践することで、健康で調和の取れた身体を維持するための手段として、理にかなっているのです。

三つのバランス

二つ前の項目で、この世界のあらゆるものと自分は五元素を元に成り立っているとお伝えしましたが、アーユルヴェーダでは、この五元素を三つの枠に分けて人の体質を判断します。

その三つとは、「ヴァータ」「ピッタ」「カファ」と呼ばれ、体質や健康状態を理解するための基本的な概念です。

この三つをまとめて、サンスクリット語でドーシャと呼びます。（注釈：ドーシャとは、「混乱を起こすもの」と言う意味があります。ドーシャは気候や季節、時間、年齢などの影響を受けて常に変化するものです）

ライフステージの変化によって影響を受けるドーシャが変わります。

カファ…出生から思春期頃
ピッタ…思春期から閉経頃（男性は50代半ば頃まで）
ヴァータ…閉経後〜

ここで、健康という言葉が出てきたので、アーユルヴェーダにおける健康の定義についても触れておきたいと思います。アーユルヴェーダでは、「健康とは、肉体的にも、精神的にも、そして魂についても申し分ない状態」と言われています。サンスクリット語で健康を表す言葉を「スヴァスタ」と言いますが、これは、「自身のありのままの状態」という意味です。ほかにも、「気楽な」という意味があることから、健康でありたいのなら、身体や心に負担を与える生き方をやめるのが先決といえるでしょう。

五元素（空間・風・火・水・土地）と三つのバランス

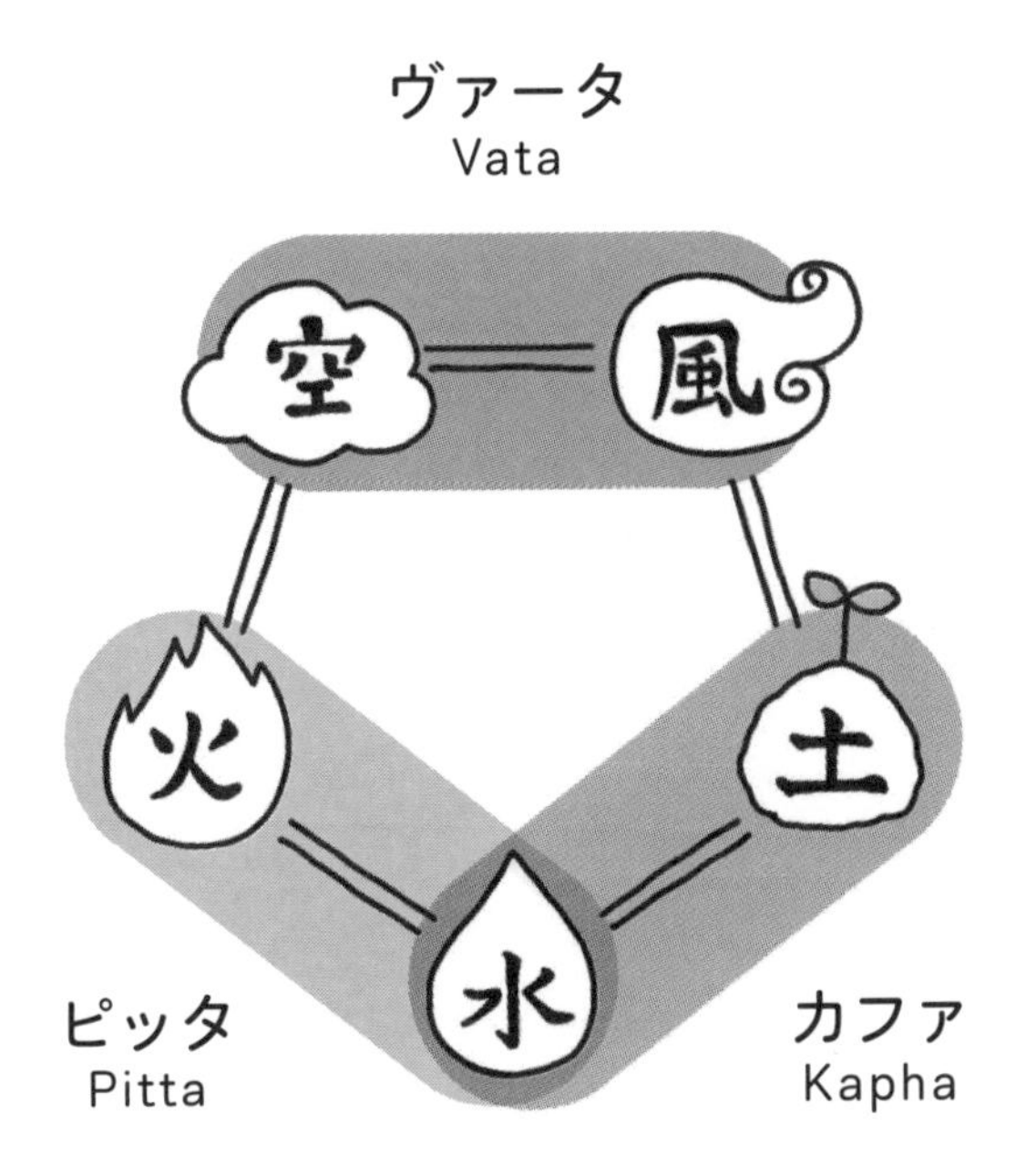

今からお伝えする三つのバランスは、私たちが生まれ持った気質のようなものです。必ずしも一つのカテゴリーに当てはまるわけではないので、「自分はこんな傾向が小さい時からあるな」とか、「ここ数年はこんな傾向があるな」など、自分の気質を探ってみてください。

1 ヴァータ（Vata）…風と空間の要素

ヴァータは風と空間の要素から構成され、軽さを特性として持っています。ヴァータは、動き、変化、流動性、軽さなどを象徴します。

ヴァータの性格は、次のような魅力を持ち合わせていることが多いです。

創造性と柔軟性

アイデア豊かで創造性に富み、新しいことに挑戦することが得意です。

感受性と繊細さ

感受性が高く、芸術や音楽などに魅力を感じることがあります。

社交性

社交的でコミュニケーションが得意であり、新しい人との出会いや交流を楽しむことがあります。

ヴァータの不均衡は、不安、神経質、不安定さ、便秘、ガス（おなら）、関節の痛み、不眠症、拒食症、対人恐怖症などの症状を引き起こすことがあります。次の二つの習慣は、ヴァータの心のリズムを整えるために効果的です。

毎日の時間に、規則性を持たせる

不規則であればあるほど、ヴァータのエネルギーが上がるので、規則性のある生活を心がけてみましょう。睡眠時間は8時間程度を確保することで満足感を増やすことができそうです。

❶寝る時間を決めて、その時間にお布団に入る
❷起きる時間を決めて、毎日同じ時間に起きる
❸食事を朝、昼、晩の3食にし、決めた時間に食べる（お腹が空いても夜8時以降

に食べるのはＮＧ）

身体を温めることを優先する

冷えは心をむしばむので、心のリズムを取り戻すために、身体に入れるものも気を付けましょう。

❶夏でも氷の入ったものは控えて、常温またはお白湯を優先して飲む
❷足元が冷えていない時でも、靴下を履いて外出する
❸スープやお粥、雑炊など、水分が多くて温かい食事を意識する

2　ピッタ（Pitta）…火と水の要素

ピッタは火と水の要素から成り立っており、熱意を特性として持っています。ピッタは熱さ、鋭さ、代謝、消化を象徴します。ピッタのバランスが取れていると、知識、熱意、消化力があり、体温が安定しています。

ピッタの性格は、次のような魅力を持ち合わせていることが多いです。

目標達成志向
目標を達成するために努力し、リーダーの資質があります。

知識欲と洞察力
知識に対する欲求が強く、洞察力があります。物事を論理的に分析することが得意です。

競争心
競争心が旺盛で、成功や勝利に対する欲求が強いことがあります。

ピッタの不均衡は怒り、肌の炎症、焦り、胃酸過多、皮膚のかゆみ、下痢、イライラ、目の充血などの症状を誘発することがあります。これは火の特性が強調された状態で、対処法としてはミントやコリアンダーシードのような冷性のスパイスやハーブを使った食事をおすすめします。

火は水が多すぎると燃え尽きてしまいますが、火が強すぎると、水が蒸発してしまいます。このように、ピッタは火と水のバランスをちょうど良く保つ必要があるのです。次の二つは、ピッタのバランスを取るために効果的です。

食事からピッタのバランスを整える

酸味のあるもの、辛いもの、しょっぱいものを摂りすぎないように注意が必要です。ヨーグルトなどの酸味のあるもの、焼き鳥のような塩辛いものなどはピッタのエネルギーが上がっている時には要注意です。

目からピッタのバランスを整える

使い慣れているスマートフォンやタブレット、そしてパソコンからの光は、身体にとっては刺激物です。目は、あなたの経験の全てを反映するので、刺激的な映像や、気分を害するような映像は見ないように注意が必要です。睡眠時間は、7時間程度を確保できたら理想です。

3 カファ（Kapha）…水と土地の要素

カファは水と土地の要素から構成され、心と身体の土台を表します。カファは（体温の）冷たさ、湿度、安定性を象徴します。カファのバランスが取れていると、安定感、忍耐力、調和、強靭な身体として表れます。
カファの性格は、次のような魅力を持ち合わせていることが多いです。

精神的なグラウンディング
安定感があり、周囲に安心感を提供することができます。計画的で信頼性があります。骨太でスタミナもあり、病気になりにくい傾向があります。

忍耐力
困難に立ち向かう忍耐力があり、物事を着実に進めることが得意です。

優しさと思いやり
他人に対する思いやりと共感力が豊かです。包容力のある優しさで多くの人を癒やすことができるタイプです。

カファの不均衡は、重さ、過度の睡眠、うっ血、肥満、精神的な沈滞などの症状を引き起こしたり、怠惰、倦怠感、過度の重さ、過剰な安定性などを強調することがあります。これは水と土地の特性が強調された状態で、対処法としては軽快な運動、温かい食事が推奨されます。

次の二つは、カファのバランスを取るのに効果的です。睡眠時間は6時間程度でも問題なく生活できるタイプですので、ぜひ早起きして身体を動かす習慣を作ってみてください。

動きを取り入れる

バランスを取るためには動きの早いヨガや、テンポの早いダンスなど、刺激的な活動が重要です。激しい運動をする必要はありませんが、テンポの早い動きを取り入れることでバランスが整います。

食後に10分歩く

安定感がある一方で、重さの要素を持つが故に、身体が重く感じられるかもしれません。身体のバランスを整える目的で食後に散歩することを強くおすすめします。食後に散歩ができない場合でも、座ったまま過ごさずにキッチンに立つなど、立ち仕事を意識してみてください。

爪で体質チェック

実は、爪を使って自分の体質を判断することができます。爪の厚さや色によって、自分の今の身体の状態が分かるので、参考にしてみてください。ネイルアートなどをしていない爪で確認してみてくださいね。

今の自分の爪の状態を見てみましょう。次の❶～❸のどれに当てはまるでしょうか。❶～❸のうちの二つに当てはまる人もいらっしゃるかもしれませんが、各項目で一つの答えだけを選んでみてください。

爪の色

❶ 爪が赤みを帯びている。
❷ 爪が白っぽく、指先が冷たい。

❸爪が薄く、透明感があり、乾燥していたりささくれがある。

爪の形

❶爪がやや丸く、中程度の厚みがある。
❷爪が広く、丸みを帯びていて、厚みがある。
❸爪が平らで、薄く、割れやすい

これら三つは、それぞれ❶から順にピッタ、カファ、ヴァータの特徴を示しています。それぞれの特徴について、軽く触れてみます。

❶の性質の人は、特に爪に不調はないかもしれません。体質的にはピッタの熱性を持ち合わせていて、暑いと感じやすい可能性があります。その場合は、料理にココナッツオイルを使用して熱を溜めすぎないようにしてみると良いでしょう。

❷の性質の場合も、特に爪に不調を感じていないかもしれません。性格面では、グラウンディングが得意な反面、場合によっては俊敏な動きを拒むような場合があるか

もしれません。適度に軽い運動をするなど、動きを取り入れると良いでしょう。

❸の性質の場合は、現在ヴァータのエネルギーが高い可能性があります。アカギレやササクレに悩んでいる場合は、アルガンオイルやホホバオイルを爪に塗ってみてください。もし爪が割れやすい場合は、良質なオイル、特にギー（99ページ参照）を定期的に食事に取り入れてみましょう。

それぞれ三つの性質は、「今現在」の皆さんの状態を表しています。どの体質が一番良いということではなく、それぞれが今の自分を表しています。たとえば、子どもの頃はもっと爪が厚かったのに、今は薄くなっている、という場合もあります。子どもの頃はカファの体質が優勢で、女性で言えば閉経頃から、ヴァータの体質に変化していきます。今現在の様子が表れているだけなので、これらは全て将来、変化を起こすことも可能です。

身体のいろいろな部位を通して、自分のエネルギー状態が分かるようになると、小さな不調に気付くことも可能になります。たくさん観察して、身体からのサインを感じてみてくださいね。

三つの性格別にこんな現実が起きる

「真実は――いつもひとつ」。この言葉を聞いて、有名な探偵アニメの言葉であるとピンときたでしょうか？　このアニメの主人公は、「真実はいつもひとつ」と言っています。もちろんそれは、推理においては正しいと思うのですが、アーユルヴェーダの視点からみると、「真実は一つ以上ある」可能性が高いのです。

これは、先ほどお話しした、ヴァータ、ピッタ、カファの三つのバランスの特徴によって見える現実が変わるということを表します。次の例を読みながら、三つのバランスのうち、誰がどんなバランスを持っているか想像してみてください。

同じ時期に、同じ場所に、ニキビができた人が3人いました。その3人は、病院に行ってお薬をもらい、お医者さんの言った通りの処方薬を継続します。1ヶ月経ってもニキビが治らない時、この3人は、それぞれの対応をとります。

まず1人目のAさんは、効かない薬であると察知し、他の病院を数件回ります。次に2人目のBさんは、薬が効かないと言って医者に怒りをぶつけます。そして3人目のCさんは、ニキビがなくならない自分に対して、自己嫌悪に陥ります。

同じニキビへの対処でも、三者三様であることがお分かりでしょうか。ちなみにこれは、アーユルヴェーダにおける、「ヴァータ」体質（Aさん）、「ピッタ」体質（Bさん）、そして「カファ」体質の人（Cさん）たちの典型的な思考例を示しています。

アーユルヴェーダでは、身体の不調は、上記の五元素のいずれかのバランスの乱れを指します。つまり「ニキビができた」をアーユルヴェーダの切り口から見ると、「身体のバランスが乱れていることを示すサイン」というのが真実となります。

一方で、1ヶ月もお薬を塗ったのに治らない、という経験から、「薬は塗っても治らないもの」ということが真実だと感じる人もいるのです。そして、どちらの真実も「正解」なのです。

自分の内側とつながらずに、外側の世界とつながっている場合、多くの場合は、自分が経験して感じていることのうちのいずれか一つにつながっています。
そのため、真理ではない他のものとつながっている可能性もあるのです。今回の例で言えば、薬が効かないからお医者さんを責める、という選択もできますが、外にばかり答えを求めていると、ニキビを治したいという元々の目的を忘れ、お医者さんを責めることに注力してしまいます。自分の身体の内側にある問題に気付くことができなくなってしまいますね。自分の内側とつながっている時には、自分にとっての真実がクリアになってきます。まずは自分がつながる対象を明確にする目的で、自分が感じていることを味わう頻度を増やしてみてください。

それぞれの人が取る対応が違うのは、それぞれの人にとっての真実が異なるからです。これが分かれば、他人が自分と異なる意見を持っている時にも、「ああ、この人にとっての真実とはこれなのだな」と思えるようになるのではないでしょうか。極端に人の声や意見に耳を傾けて自分を混乱させないようにしてくださいね。

「あなたがあなたであることを思い出す」ために知っておきたい三つの要素

「私」という存在を構成する五つの要素については理解を深められたと思うので、これらのバランスを保つ方法について知識を深めていきます。私たちが身体と心のバランスを保つには、次に記載されている三つが必要です。体内の五元素を自分で感じることは難しいかもしれないので、まずは次の三つを意識してみると良いでしょう。次の三つにはサンスクリット語が含まれますが、サンスクリット語には特定の波動があるので、興味のある人は覚えてみてください。

1 食べたものと感情の両方を消化する身体の土台「アグニ」

アグニ…火の神などを意味するサンスクリット語。アーユルヴェーダでは、アグニは生体内の物質を別の形に変換する時に重要な役割を担うとされている。消一化酵素のこと。消化に影響があるアグニは、腸のあたりに位置する。

いろいろな変化に対応しやすい人とそうでない人がいるのは、私たちが生まれ持っている五元素のバランスによります。そのため、お仕事の状況や生活の変化によって強く落ち込んだり、がんばりすぎて辛いと感じる場合は、「ああ、今の自分はこういうことに意識が集中しているんだな」と認識をしてあげるだけで大丈夫です。自分の感情をキャッチできるようになるだけでも、自分の内側とつながっている良いサインです。

人それぞれに感じ方が異なるように、感情を処理する力も、人によって異なります。私たちがありのままの自分であるためには、消化の火である「アグニ」の力を無視することはできません。

アグニは、体内に存在するエネルギーの一つですが、五元素のバランスを保つために欠かすことができません。食べ物を消化する力と、感情を処理する役割を担っているからです。アグニの調子が良い時は、腸が動いているので食べ物の消化ができ、自然と快便になります。体内に毒素が溜まらない状態なので、物事の理解や対応能力を高めることができるのです。

「あなたがあなたであることを思い出す」ためには、実は五元素の一つ一つを意識するよりも、アグニを優先的に意識してみると効率が良いです。アグニは深掘りするとそれだけで本が書けてしまうので、本書では3種類紹介します。皆さんは、次の三つのうちどのタイプに当てはまるかイメージを膨らませてみてくださいね。

弱いアグニ

このアグニのタイプの人は食事の消化と代謝が不安定な傾向があります。消化する力が弱いので、栄養が吸収されにくいことがあります。食べても食べなくても平気なタイプが多いですが、このような不規則な食べ方はアグニを更に弱めます。また、身体を冷やしやすく、消化力も低下しやすいです。

対策として、温かい食べ物やスパイスを摂取して代謝をサポートし、アイスクリームや氷の入った冷たい飲み物は避けましょう。

強いアグニ

代謝が良く、食べ物を素早く消化します。食後1～2時間後には空腹を感じているかもしれません。このタイプの人たちはせっかちなことが多いので、食事を急いで食べる傾向があります。火が燃え盛る結果、胃腸炎になることもあります。

対策として、ミントやコリアンダーシードのような冷却効果のあるハーブを摂りましょう。塩気のあるもの、酸っぱいもの、しょっぱいものは不用意にアグニを強めてしまう可能性がありますので要注意です。

理想的なアグニ

食事や生活全般の消化と吸収がスムーズかつ効率的で、食後4～5時間経つと自然と空腹を感じます。食べることに対して極端な執着が無く、心の安定と幸福感がもたらされている状態です。五元素の全てのバランスが整っている時に経験することができます。

アグニは、強すぎても弱すぎてもいけません。バーベキューなどで火が燃える様子を想像してみてください。火が強すぎると、その火の上で何かを調理しようとしても、黒焦げになってしまいますね。これと同じことが、アグニにも当てはまります。アグニの力が強すぎると、十二指腸潰瘍などの病気になると言われていたり、逆にアグニが弱すぎると食べ物を消化する力がなくなってしまったりします。理想のアグニを手に入れるためのコツは、次ページの免疫（オジャス）の欄で五つ紹介しています。アグニの調子が良いと免疫もつくので、セットで読み進めてみてください。

アグニを育てる上で大切なことがあります。それは、カロリー計算やタンパク質量などの栄養表示に惑わされないようにすることです。パッケー

様々なアグニ

強いアグニ

理想的なアグニ

弱いアグニ

ジに記載されている数値が完璧でも、自分の身体が消化できない場合は、栄養にならないからです。これは、外側の情報とつながってしまい、自分の内側とつながれていない代表例です。疲れている時などは外食や加工食品を避け、お米や野菜など消化しやすいものを食べて体調を観察してみると良いでしょう。大きな不調がなくても、肌の乾燥、ニキビ、湿疹などは、体内の状態を表している場合が多いです。身体からのサインを感じたら、食生活を見直してみることをおすすめします。

アーユルヴェーダでは、健康は肉体だけの話ではありません。私たちの心の状態も健康に強く関わると考えられています。身体の状態が良いと、精神的にも安定するので、心の健康にもつながります。昨今、瞑想の大切さについて耳にしますが、肉体が健全でないと、瞑想中に落ち着いていることは難しいでしょう。体内の状態が安定していれば、自然と瞑想がしやすい身体になっていきます。身体と心の状態が穏やかであることが、「あなたがあなたであることを思い出す」ための一つの手段になりそうですね。

2 生命エネルギーと出会う「オジャス」

オジャス…私たちの生命力、免疫力、幸福感を表すサンスクリット語。蜂蜜のように黄金色をした液体であると比喩される。多すぎても困ることはなく、オジャスが高い状態であれば、心身のバランスが良い状態と言える。

「免疫をつけよう」という言葉を聞いた時に何をしたら良いと考えるでしょうか。アーユルヴェーダでは、免疫をつけるといえば、サンスクリット語の「オジャス」を思い出します。

前述のアグニは、オジャスを作るための主要な要素です。バランスの取れたアグニは、より高次の安定をもたらし、私たちの幸福感（オジャス）を高めるために無視することができません。アグニがしっかり働いている時は、オジャスも作られるので、毒素は身体と心に溜まらず、感覚がクリアになります。だからこそ、悩みや迷いが減る現実が作られ、自分が望む姿に進む準備ができています。バランスの取れたアグニは、健康であり、人生を輝かせるために不可欠なのです。

オジャスが減少すると免疫力低下につながります。たとえば、ストレス、不適切な食事、睡眠不足、運動不足、消化不良などの要因により、オジャスは減少します。特に消化不良はアグニの火が育たなくなる原因なので要注意です。

逆に、オジャスを増やす方法はたくさんあるので、次の5項目を参考にしてみてください。

1 十分な睡眠をとる

アーユルヴェーダでは、7～9時間の睡眠をとることが十分な免疫を作ると言います。体質により最適な睡眠時間は異なりますが、できるだけ毎日同じ時間、同じリズムで睡眠をとりましょう。寝る1時間前には電子機器の使用を控え、22時までに就寝することができたら理想です。

2 食事は「ながら食べ」を避け、腹八分目まで

食事は、栄養を補給するための手段だけではなく、地球からのエネルギーを

得る大切な手段です。そのため「ながら食べ」を避けましょう。あまりたくさん食べすぎると、消化の火であるアグニを消すことになるので、腹八分目を目指しましょう。目安としては、調理後の量で両手に盛り切れる量です。よく噛んで食事に集中することで、良いエネルギーを取り入れることができます。

3 感謝の気持ちをきちんと伝える

1日が終わる頃に、今日どのようなことに感謝したかを振り返りましょう。他人への感謝だけではなくて、今ある環境、そして自分自身のことも振り返りましょう。自分ががんばった何かに対して労いの言葉をかけたくなるかもしれませんね。

4 仕事や家庭の役割と離れた時間を作る

毎日が忙しすぎてそんなの無理、と思う人こそ試してみてください。たとえば30分でも、散歩をして緑を感じてみたり、携帯電話やパソコンと離れる時間を作ってみましょう。

5 蜂蜜、デーツ、白米、ギーを生活に取り入れる

自分の時間を作るのが難しい人は、蜂蜜、デーツ、白米、ギーのいずれかを食事に取り入れてみてください。蜂蜜の場合は1日大さじ1程度、デーツの場合は1日二つまで、白米の場合は1日1食から朝昼晩食べて大丈夫です。ギーについては次の章で説明しますが、アグニにとって最も消化しやすい油なので、効果的に免疫を高めることが可能です。

ほかには、第3章に書かれている食事の習慣を取り入れ、食後に5分から10分程度の散歩や、ヨガなどで身体を動かすことをおすすめします。たとえば新米を買って炊いてみるなんてこともオジャスを増やしてくれますよ。

生活の基盤である身体が整ってこそ、私たちは平和で、心地良い生活を送ることができます。特に、自分の内側とつながって夢を叶えるために、オジャスは重要なサポート役となるので、この5項目を意識してみてくださいね。

3 食材がもたらしてくれる〝いのち〟をいただく「プラーナ」

プラーナ…生命エネルギーを表すサンスクリット語。プラーナは、食べ物、空間、体内など、たくさんの物に宿っている。

私が海外に行ってよく感じることは、大都市でたくさんの習い事に勤しんでいる子どもたちよりも、貧しい国でお金もないような子どもたちの方が笑顔みなぎる毎日を送っているということです。これをアーユルヴェーダの観点からみた時の理由の一つは、プラーナと呼ばれる生命エネルギーがみなぎっているからなのではないかな、と感じたことがあります。

アーユルヴェーダでは、プラーナの宿るものを食べることで、身体にもプラーナが宿ると考えます。プラーナはカロリー表示のように視覚化できるものではありませんが、小さなエネルギーの循環は自然界でも起きています。

一見すると食べたもののエネルギーを気にするのは自然との関わりがないように見えるでしょう。しかし、私たちも自然が持つ五元素でできているので、自然の流れに抗うことなく生きることは、やはり自然との調和であり、自分との調和になるのです。
プラーナは食事だけでなく日常のあらゆる習慣から増やすことができます。次の項目で、生活に取り入れられそうなものを参考にしてみてください。

プラーナが通っているもの、かつプラーナを増やすもの

- **新鮮な野菜類…**できるだけ生産者市場やファーマーズマーケットで新鮮な野菜を手に入れてください。
- **作りたての食事…**可能な限り自炊の頻度を増やすか、作りたてのものを買うように意識ができたら理想です。
- **しっかりとした睡眠…**お昼寝なしで、夜に7〜9時間程度休むようにしてみましょう。
- **愛されているという感覚、安心感…**誰かに愛してほしいと求める前に、自分から感謝を伝えてみましょう。「ありがとう」と言うだけでも相手を穏やかな気持ちにちすることができますよ。あなたが本当につながりたいと思う相手と過ごすことは、安心感を育みます。
●ヨガや呼吸法、瞑想…呼吸を通してプラーナが体内に流れます。実際にヨガのアーサナ（ポーズ）をする時間がない場合でも、ゆっくり呼吸してみてください。

もし、病院では特に異常があると言われていないけれどなんとなく体調が悪い、あるいは、不調はあるけれど改善が期待できずにいるといった場合は、自分が今、自然体でいるかどうかを感じてみてください。自分の今の環境、心の状態（またはアグニの状態）を観察してみるのです。私たちの精神のバランスは気候や季節によっても変化するので、何かに気付いた場合も、「今はそういう状態なんだな」と受け入れてあげると良いでしょう。健康を促す食事や生活スタイルが確立されていることは大切ですが、自分の気持ちに正直かつ寛大であることの方が、結果として自分の内側とつながった生活を送ることができます。「あなたがあなたであることを思い出す」手段の一つとして、自分は地球と同じ五元素でできていることを思い出してくださいね。

可能な限り、次の内容のものは避けると良いでしょう。

プラーナが通っていないもの

●**冷凍保存や瓶詰、缶詰のもの…**これらは調理されてから時間が経っているのでプラーナがなくなってしまっています。瓶詰めされたパスタソースや缶詰のコーンなどは便利ですが、プラーナがあるかどうかという観点から言うとおすすめできません。

●**収穫して時間が経った野菜や賞味期限切れのもの…**野菜がしわしわになっている場合は、プラーナがない状態です。プラーナはエネルギーなので、ものにずっと宿るのではなく、時間が経つといつかはなくなってしまいます。スパイスは長期保存が可能ですが、２年以上経っているものは処分することをおすすめします。

プラーナが体内に不足すると、肉体と精神の両方に問題が生じます。たとえば次のような状態が現れることがあります。

プラーナが体内に不足すると起こること

- **思考力の低下**…頭の中が曇りがちで、頭が重く、考えても堂々巡りになる傾向が増えます。
- **性的な問題**…性的な活力の低下、不妊を誘発します。
- **やる気や想像力の低下**…やる気が低く、新しいことに対応する意欲が低下する傾向があります。

この状態を経験している人は、まずは家で作りたてのご飯を食べるようにしましょう。自炊が難しい人は、第3章に書かれている内容のどれか一つでかまわないので、生活に取り入れてみてください。

「あなたがあなたであることを思い出す」ために食事が大切な理由

アグニ、オジャス、プラーナ、これら全てを正しく機能させるために一番簡単な方法は、食事を通して行うことができます。第3章で具体的な食事方法について学ぶ前に、食事が「あなたがあなたであることを思い出す」ための手段である理由についてお伝えします。

食材選びは地球とつながる行為そのもの

食事は地球からの恵みをいただく行為です。地球からの恵みを受けることは、感謝の念と謙虚さを持つべき重要な行為とされています。私たちは地球の賜物を受け取りながら、自分が持つ身体の五元素を整えることができるのです。

たとえば、食べた食物の中には土地が提供してくれた野菜が含まれ、それは土地のエネルギーを私たちの身体に取り込むことを意味します。また、食べ物を調理する過程では火のエネルギーが加わります。食事は風や空間の要素ともつながり、それが私たちの身体を構成します。食べるという行為は、身体の五元素を整える、つまり、ありのままの自分のバランスを思い出す行為そのものなのです。

食事を少し意識するだけで、私たちは内なる調和とバランスを取ることができます。食事を通じて、身体や精神に積み重ねられた不調和を調整し、ありのままの自分に近づいていくのです。

このように、食事は単なる栄養摂取の行為だけでなく、自然界との一体感を高め、ありのままの自分を思い出す旅のようなものです。

食事は食材を選ぶ時から始まっているということ

「あなたがあなたであることを思い出す」という経験は、食事をしているその瞬間だけに起きているのではありません。アーユルヴェーダでは、食は5回楽しむことができると言われていて、そのうちの三つは、食事前に行うことです。

●食材を準備する
●調理する
●食べ物を提供する
●食べ物を食べる
●食べ物を消化する

キッチンは、「あなたがあなたであることを思い出す」ための重要な空間です。キッチンを大切な祭壇のような場所だと思ってください。料理をしている空間に持ち込むものの全ては、それが物であっても、感情であっても、あなたが作る料理に反映されます。

料理をする前に自分の心の状態を観察してみてください。今日あった仕事での不快な出来事などを考えながらキッチンに入ることはやめましょう。

料理をすることは、五感を研ぎ澄ます行為そのものです。見た目の美しい食べ物は、視覚的な満足感を提供し、食欲を刺激します。調理中の香りは食欲を喚起し、香りを楽しむことで、食事への期待感が高まります。調理中に食材の手触りを楽しむことで、食事をより意識的に楽しむことができるようになります。食事を作る際に出る音も楽しんでくださいね。食事がよりリラックスしたものとなり、消化を助けるとされています。

これらの行動の一つ一つが、「あなたがあなたであることを思い出す」ための手掛かりになります。栄養を取らなくてはいけないと一生懸命頭で考えている人が多いですが、外食をしたりコンビニやスーパーのお惣菜を1品足すということと、私たちが消化吸収できるかは別の話です。

私たちが食べるものには、作った人のエネルギーが関わっています。作った人のエネルギーが怒りや恐れに満ちている場合は、そのエネルギーを自分がいただいていることになります。可能な限り自炊する頻度を増やしたり、栄養面だけでなく、自分が本当に食べたいと思っているものであるかを意識して食事をしてみてください。

Column 2. 食の空間作りをするための話

第2章の後半で、食事は5回楽しむことができるとお伝えしましたが、調理器具やお皿など、食べることにまつわる全てが私たちの五感に影響を与えます。五感に影響を与えるということは私たちの心にも影響を与えるので、最終的にはアグニに影響を与えます。

私たちの行動の全てが、自分の外側につながっている意識を、内側に戻すための練習です。空間を整えることで食事をよりおいしくいただくためのヒントを三つお伝えいたします。

1 キッチンで自分が使う物を取り出しやすくしておく

キッチンは、私たちのアグニを育てる食事を作るために、とても大切な場所です。できるだけ自炊がしたくなるような空間作りを意識しましょう。自炊することができない理由の傾向として、キッチンが料理をするのに適した環境でないということが多いです。常に使うものを取り出しやすくすることができないか工夫してみてください。たとえば、スパイスがいくつかの引き出しに入っていると、どれがどこにあるのか分かりにくくなります。ラベル付けなどをして保管してみてください。

2 冷蔵庫の中の混雑具合は、50%程度にする

冷蔵庫の中にたくさんのものが入っていて、何がどこにあるのか分からなくなることはありませんか。他の項目でもお伝えしている通り、プラーナが宿っているものをいただくことで私たちのアグニが機能しやすくなるので、冷蔵庫にたくさんのものを保管するというのはあまりおすすめしません。市販のソースやドレッシングはおいしくて便利ですが、プラーナはほぼ残っていない可能性が高いです。買い置きをしたり、作り置きをする頻度を減らしてみてください。探し物をする時間が減るので、生活がシンプルになりますよ。

3 木製のスプーンやお箸、まな板を使う

陶器のお皿を使っている時に、ステンレスなどのスプーンを使うとカチカチ音が鳴ります。アグニは、食べたものを消化するだけでなく音やその空間も消化します。雑

音や気が散るような音は減らしましょう。テレビや動画を見ながらの食事だけは絶対に避けてくださいね。

また、まな板もできればヒノキなどの木製が良いですね。お子さんがいる場合など以外は、基本的にはプラスチックのキッチン用品は避けましょう。

第 3 章

夢を叶えている人たちが食事前に考えていること。食事前の小さな気付きで、ありのままの自分に戻っていく8箇条

この章では、食事を使って具体的に自分のバランスを整える方法をお伝えしていきます。おさらいになりますが、私たちという存在は地球にも存在する五元素から作られており、このバランスを整えるために「アグニ」（55ページ参照）という消化する力を重視していきます。

第1章で、腸の状態が良ければ脳にも良い影響が起きるとお伝えしたことを覚えているでしょうか。ありのままの自分に戻るためにアグニが育ちやすい食事をしていくことが重要です。これは、腸内環境を改善することにもなります。

食事は、食べている時だけでなく、実は食べる前にいろいろなポイントがあるので、自分の生活に取り入れられるものを選びながら自分の内側とつながる練習をしていきましょう。

●この8箇条を使用してはいけない人

この8箇条は、腸が正常に動くことで自分の食欲に素直になれることを目的としていますが、全ての人に適しているわけではありません。

病気の人、12歳以下の子どものみ、8箇条のうち、どれが自分にふさわしいかを判断の上ご活用ください。

○病気の人

病気にかかっている人は、既に体内に負担がかかっている可能性が高いため、「まずは消化できる食事」が優先されます。特定の疾患に対して適切な治療が必要な場合もあるので、8箇条全てを実践する前にお医者さんに相談してください。

○12歳以下の子ども

12歳以下の子どもの体内は成長段階にあるので、大人とは若干異なるガイドラインがあります。

たとえば、主菜となるお米は大人よりも多く食べた方が成長には適していたり、根菜などの野菜を多く食べることで成長を促すことができます。8箇条を参考として使用してください。大人と全く同じ条件を与える必要はありません。

第1条 食材はこの中から選ぶ！身体の土台を作り、ありのままの自分を作る食べ物

穀物…【特におすすめ】白米、雑穀、小麦粉、蕎麦粉、米粉

穀物は敢えて摂る、が鉄則です。

お米を食べると太ると感じている人がいますが、これは食べている量が多すぎるか、消化する力が弱い証拠です。お米は、他の穀物に比べて消化するのが簡単なため、体調を崩している時には最も身体に優しい食材の一つです。玄米を好む場合は、白米に混ぜて食べましょう。

小麦は古代小麦を指しています。小麦は、私たちの心と身体を落ち着かせる要素があるので、本来は多くの人にとって有益なものです。古代小麦で代表的なものはスペルト小麦といい、現代小麦の原種にあたります。スペルト小麦は北海道でも栽培され

ているので比較的容易に購入することができます。海外産の小麦に興味があれば、エインコーンという小麦もおすすめです。

小麦を食べてはいけないと頭ごなしに避けるのではなく、こだわった小麦を手に入れて、時々使ってみてください。

蕎麦粉や米粉など、各地域で手に入る穀物もおすすめです。可能な限り生産者市場など、地元で採れたものであれば最高です。お菓子作りなどをする時に、小麦粉と蕎麦粉を混ぜたり、小麦粉と米粉を混ぜることもおすすめします。

野菜…【特におすすめ】にんじん、ビーツ、大根、キャベツ、さつまいも、ブロッコリー、ごぼう、蓮根

野菜は、根菜類と葉物野菜の両方を常に選ぶ、が鉄則です。自炊する時も、外食する時も、この鉄則に従いましょう。何十種類もの野菜を摂るよりも、野菜の品目数が2~3種類だと消化しやすいです。

右に記載しているおすすめの野菜は、通年出回っているものを主にしていますが、栗

やそら豆など季節のものもおすすめです。生のサラダは身体に良いという印象を持ってる人が多いかもしれませんが、野菜は火に通した方が消化しやすい状態になります。スープや炒め物をたくさん作ってみてくださいね。

注意したいことは、玉ねぎ、ネギ、ニラ、ラッキョウ、そしてニンニクを減らすことです。中国やタイの精進料理では、陰性の気が強いと表現したり、腎臓を痛めると表現することもあります。インド料理にはこれらの食材が使われているので、食材そのものを否定しているわけではありません。刺激が強い食材は、頻度を減らすことをおすすめします。

豆…【特におすすめ】緑豆、ひきわり緑豆（スピリットムングビーンズ）、小豆

植物性タンパク質を摂取するなら、緑豆または小豆が鉄則です。豆類の中でも緑豆は、動物性タンパク質に比べて消化しやすいという特徴があります。ひきわり緑豆（スピリットムングビーンズ、ムーンダールとも呼ばれます）は、緑豆の皮が剥かれている状態で、緑豆よりもさらに消化に負担がかからないという特徴があります。

インド料理にドーサという薄いクレープのような食べ物がありますが、これは、米とひきわり緑豆を攪拌(かくはん)して作ります。必ずしも豆の状態で食べなくてはならないわけではありません。

緑豆になじみがなかったり、手に入らない場合は小豆を取り入れましょう。大豆製品も豆ではありますが、パッケージに入っている豆乳や豆腐は作ってから日数が経っているので、あまりおすすめしません。

右に記載した種類以外の豆類も使用して問題ありませんが、缶詰やパウチに入っているものは避けましょう。もう答えは分かりますね。新鮮でないもの(プラーナが通っていないもの)は消化が難しく、自分の内側とつながろうとしている私たちにとっては有益ではないからです。

肉、魚、卵…【特におすすめ】鶏肉、淡水魚、鮭、鱈

お肉、お魚、卵類は、1食当たりの食事量の20%程度に抑えましょう。白米などの穀物が全体の50％程度、野菜類が30％程度になるよう意識してみてください。卵は生ではなく、加熱した状態で食べることをおすすめします。

豆と魚を摂る場合は、タンパク質の合計が全体の30％程度に収まると良いですね。ベジタリアンやヴィーガンの人は、動物性タンパク質の代わりに、必ず緑豆などの豆類を摂るようにしましょう。


果物…【特におすすめ】りんご、いちじく、さくらんぼ、桃、びわ、スイカ、メロン、梨、ぶどう、柿、みかん

果物は単体で食べる、が鉄則です。食後のデザートに果物は定番ですね。ただ、「アーユルヴェーダ式５日間腸活」をして自分の内側とつながるという観点からすると、この食べ方はおすすめできません。おやつなど、単体でいただきましょう。

時間があれば、りんごや柿を、ギーと岩塩、クミンやシナモンと一緒に軽く３分程度火にかけるのもおすすめです。

第2条

四季を楽しみながら腸を動かす！
季節別おすすめの食材リスト

外食中でも、自分でご飯を作らなくても、これだけ選べば大丈夫！　という野菜を季節別に選びました。地域によっては手に入る野菜が異なる場合があるので、季節ものので魅力を感じるものがあれば、それらの食材も楽しんでくださいね。

次に記載している野菜は、一つ以上の季節で手に入るものもあるので、ご自身が手に入れやすいものを選んでください。

春

菜の花、春菊、ウド、セリ、ふきのとう、春キャベツ、たけのこ、ビーツ、青梗菜、スナップエンドウ、さやえんどう

夏

キュウリ、ゴーヤ、とうもろこし、アスパラガス、モロヘイヤ、ミョウガ、レタス、オクラ、ケール、枝豆、ズッキーニ、芽キャベツ

秋

カボチャ、さつまいも、里芋、長芋、栗、カブ、ブロッコリー、レタス、芽キャベツ、まこもたけ

冬

大根、にんじん、白菜、菊芋、蓮根、ごぼう、小松菜、冬キャベツ、ほうれん草、小松菜、カリフラワー

第3条

消化力UPのスパイスの力で楽々腸活！心も満たすスパイス、ハーブの選び方

スパイスの買い方、保存方法、使用量の目安

スパイスになじみがある方もいればそうでない方もいると思うので、スパイスの買い方と保存方法について、軽く触れておきたいと思います。

まず、スパイスをお店で買う場合は、透明の袋ではなく、中身の見えない袋や瓶に入っている状態がベストです。理由は、蛍光灯の光で素材そのもののエネルギーがなくなっているかもしれないからです。野菜の選び方同様に、なるべく新鮮なものを選びたいですが、目視では分からないことが多いので、パッケージで判断してみてください。

お店でもオンラインでの購入でも、可能な限りオーガニックであるものをおすすめ

しますが、手に入りやすいものをまずはそろえてみてください。特に、ウコンや生姜のパウダーは生産者市場などでも手に入るので、機会があれば覗いてみてください。

次に、購入後の保存方法ですが、直射日光の当たらない冷暗所で保管しましょう。よほど暑い場所や、湿度が高い場所でなければ、冷蔵庫に入れる必要はありません。いつでも手に届きやすい棚や引き出しなどに保管すると良いでしょう。ディスプレイできるように保管する場合は、蛍光灯の光などが当たらない箱に入れることをおすすめします。棚や引き出しに保管している場合は、ガラス瓶などの透明な容器に入れても問題ありません。

最後に使用の目安ですが、購入後2年以内に使い切るのが理想的です。使用頻度の多いスパイスもあれば、そうでないものもあると思うので、初めは少量を購入し、後々自分に必要な量をそろえるようにしましょう。粉末のものでも、種の状態のものでも、手に入れやすいものを用意してください。

次の項目から、そろえたいスパイスをお伝えしていきます。キッチンを、スパイスの色で彩る準備を始めていきましょう。

スパイスの保存方法

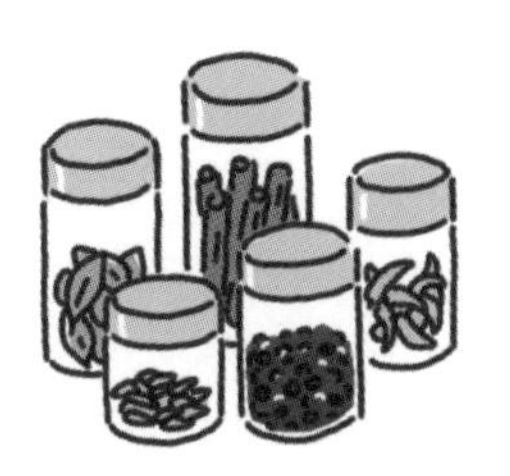

瓶に入ったスパイス

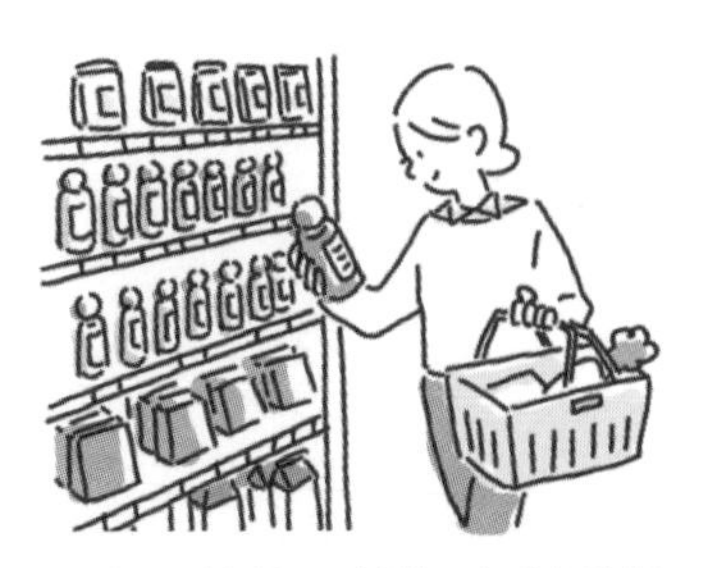

パッケージを見て、新鮮であるか確認してみましょう

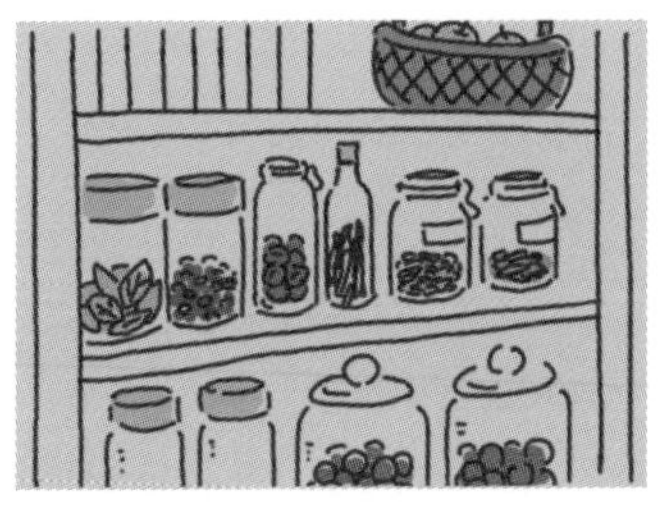

直射日光の当たらない冷暗所で保管

おすすめのスパイス＆ハーブ

次ページから記載されているハーブとスパイスのリストの中で、気に入ったものをキッチンにストックして使ってみてください。キッチンにあるもので身体を整えていきましょう。リストは五十音順になっています。特に用意していただきたいものには三つ星、おすすめのものには二つ星、あると便利なものには一つ星をつけています。

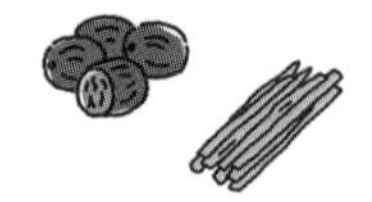

スパイス＆ハーブ 16選

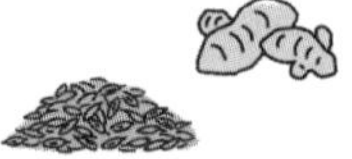

★★★

ウコン（ターメリック）

【効果】

クルクミンでお馴染みの、強力な抗酸化作用があるスパイスです。吉兆であるが故にインドでは、結婚式で新郎新婦にウコンの粉末を振りかけることもあるほど。肌にも良いので、毎日使いたいスパイスです。

【使用量の目安（一食一人当たり）】

生であれば小さじ半分程度、粉末であれば、小さじ16分の1から8分の1程度

★

カルダモン

【効果】

身体を温め、口臭を防ぐのに役立ちます。リラックス効果もあります。カルダモンはスパイスミルで挽いて粉末にしたり、全粒のまま使用したりします。甘いデザートやチャイによく合います。

【使用量の目安（一食一人当たり）】

ひと粒、粉末であれば小さじ16分の1程度

★

カレーリーフ

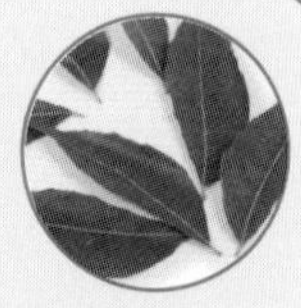

【効果】

抗酸化物質が豊富で、消化を助ける効果があります。また、風邪や咳を和らげると言われています。一般的には食べずに、緑豆を煮る時などの香り付けに使用します。インドでは、カレーや炒め物によく使用されます。

【使用量の目安（一食一人当たり）】

4〜5枚程度

★★★

岩塩

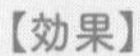

【効果】

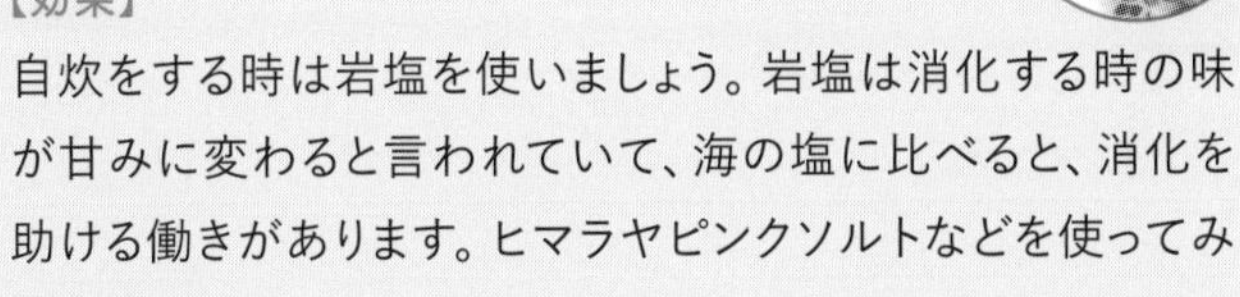

自炊をする時は岩塩を使いましょう。岩塩は消化する時の味が甘みに変わると言われていて、海の塩に比べると、消化を助ける働きがあります。ヒマラヤピンクソルトなどを使ってみてください。

【使用量の目安（一食一人当たり）】

小さじ半分から最大で小さじ3分の2程度

★★

クミン

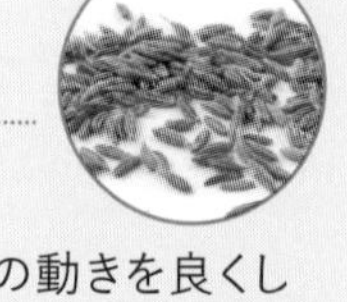

【効果】

消化不良改善、胃腸の疲れの改善を行い、腸の動きを良くします。年中重宝するスパイスであることはもちろん、大抵のインド料理には使用されているスパイスです。炒め物などにも使ってみてください。

【使用量の目安(一食一人当たり)】

小さじ半分程度

★

クローブ

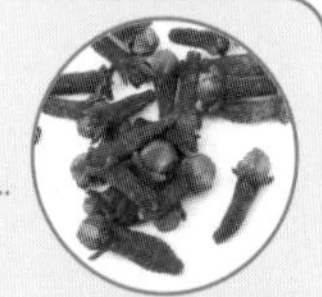

【効果】

殺菌作用があり、歯の痛みや喉の痛みを和らげるのに役立ちます。オートミールにシナモンとナツメグ、カルダモンを一緒に混ぜてもおいしくなります。

【使用量の目安(一食一人当たり)】

一粒

★★
胡椒

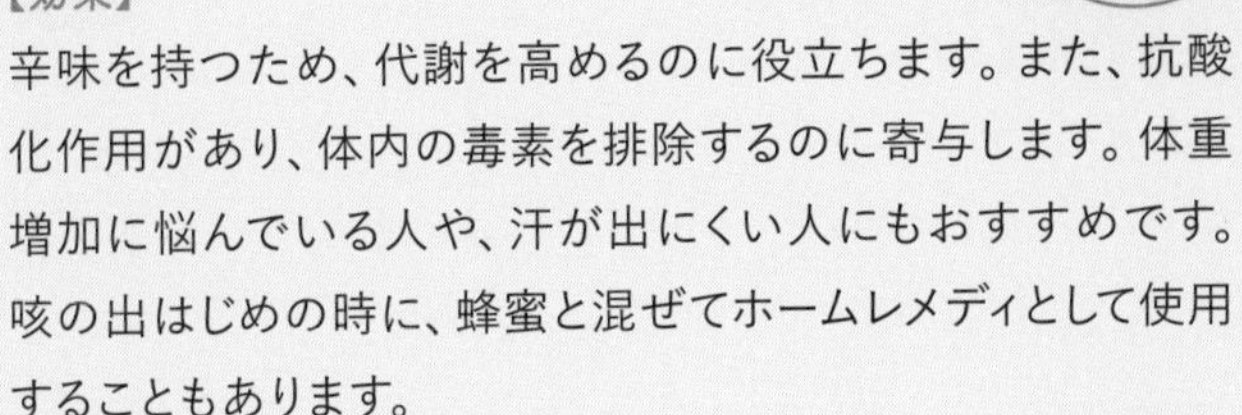

【効果】
辛味を持つため、代謝を高めるのに役立ちます。また、抗酸化作用があり、体内の毒素を排除するのに寄与します。体重増加に悩んでいる人や、汗が出にくい人にもおすすめです。咳の出はじめの時に、蜂蜜と混ぜてホームレメディとして使用することもあります。

【使用量の目安（一食一人当たり）】
小さじ16分の1から小さじ4分の1程度

★★
コリアンダーシード

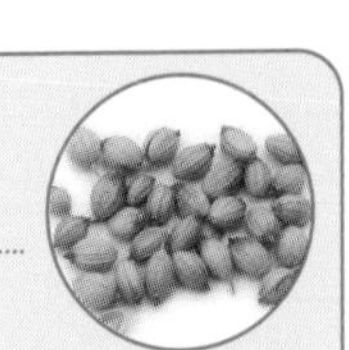

【効果】
体内に溜まった熱を出す力があります。夏に特に活躍するスパイスです。コリアンダーシードはパクチーの種ですので、生のパクチーを使うこともおすすめです。コリアンダーシード小さじ1程度を500ミリリットルの水に一晩水出しすることで、冷却効果のあるコリアンダーティーを作ることができます。

【使用量の目安（一食一人当たり）】
小さじ4分の1またはそれ以下

シナモン

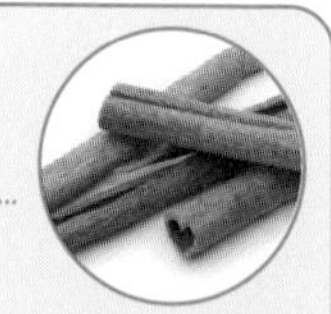

【効果】

身体を温め、消化を促進する効果があるため、特に冬の時期におすすめです。冷え性を改善する効果もあります。また、血糖値の安定化や抗酸化作用があるとされています。お菓子作りにもナツメグと合わせてぜひ使ってみてください。

【使用量の目安(一食一人当たり)】

小さじ4分の１程度

★★★

生姜

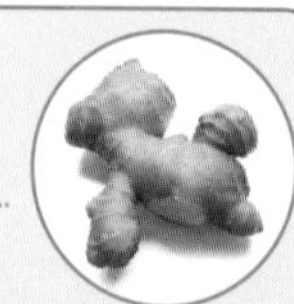

【効果】

消化を促進し、風邪や身体の不調にも効果的です。毎日使うことをおすすめします。朝お腹が空かない場合は、腸を動かす目的で、粉末生姜を入れた温かい飲み物を飲むのも効果的です。

【使用量の目安(一食一人当たり)】

生であれば小さじ半分程度、粉末であれば、小さじ4分の１から半分程度

★
ナツメグ

【効果】

身体を温め、リラックスさせる効果があります。不眠症や神経のリラックスにも役立つとされています。ナツメグは強力なので、摂りすぎないようにしましょう。


【使用量の目安(一食一人当たり)】

食事や飲み物に少量(一振り分程度)

★
フェンネル

【効果】

消化をサポートし、口臭や胃の不快感を軽減するのに役立ちます。インドでは、食後にフェンネルシードを噛む習慣があるほど。体内の余分な熱を冷ます性質があります。植物性エストロゲンが含まれており、母乳をよく出す効果もあります。

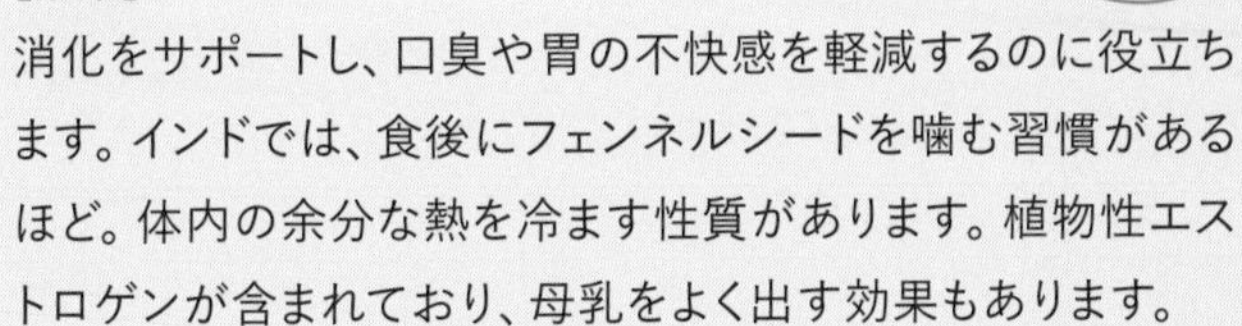

【使用量の目安(一食一人当たり)】
小さじ16分の1程度

★★

ブラックマスタードシード

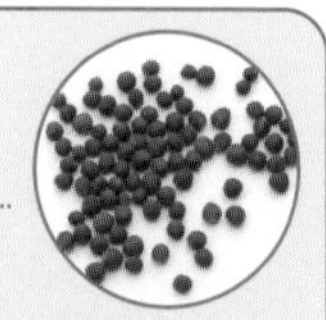

【効果】

若干苦味がありますが、どんな食材に加えても味を邪魔することなく使うことができるスパイスです。特に肌が乾燥している人は毎日使ってみてください。血液循環を良くして、毒素を排出してくれます。

【使用量の目安(一食一人当たり)】

小さじ4分の1程度

★

ベイリーフ(月桂樹の葉)

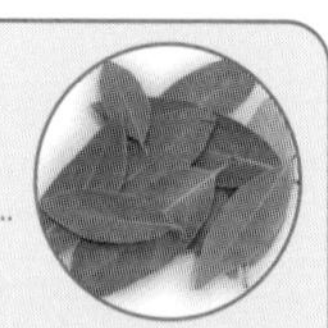

【効果】

消化促進効果があり、風邪や咳の症状の緩和にも役立つとされています。スープの香りづけにもおすすめです。

【使用量の目安(一食一人当たり)】

1枚、大きい葉であれば半分程度に切ってから使いましょう

★

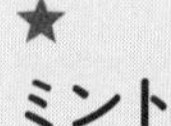

ミント

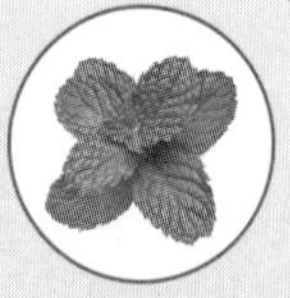

【効果】

消化不良を緩和し、風邪や喉の痛みを緩和するのに役立ちます。冷却効果があるので、夏の暑い時期に使ってみてください。ハーブティーとして飲む場合は、夏に適しています。コリアンダーシードと混ぜるのもおすすめです。

【使用量の目安(一食一人当たり)】

ミントの葉6枚前後を目安に

★

レモングラス

【効果】

身体を浄化し、消化を助け、心をリラックスさせる効果があります。また、冷却効果があるので火照った身体を冷やすためにも役立ちます。レモングラスの葉を刻み、ハーブティーとして飲むか、料理に風味を加えるために使用します。

【使用量の目安(一食一人当たり)】

葉であれば手のひらサイズの長さを3本程度、粉末であれば小さじ8分の1またはそれ以下

第４条

体内を潤すオイルは腸にも優しい！ 食事用オイルの選び方

オイルを使うべきタイミングと使用量の目安

油は、消化する時には甘味をもたらします。毎日高品質な油を摂取することで、体内のバランスを保ち、腸を適切な状態に保つことができるため、分泌物や排泄を円滑かつ容易にサポートします。

オイルの使用量の目安は目的別に次の通りです。

肌の乾燥改善、体重を増やしたい、便通を良くしたい

●使用量の目安：１食あたり大さじ2程度

空腹を感じやすい体質、軟便がち

●使用量の目安：1食あたり大さじ1程度

空腹を感じない体質、体重を減らしたい

●使用量の目安：1食あたり大さじ半分程度

使用する油については、次の三つから選んでみてください。もし、ベジタリアンやヴィーガンの場合は、動物性食品からの油分を摂れないので、必ずオイルを使用するようにしてください。ヴィーガンの人は、ギー以外の油のうち、自分の体質に合うものを選んでみてください。

○ギー

私が特に大切にしている油「ギー」を紹介します。ギーは、精製バターまたはバターオイルと呼ばれるもので、無塩バターから作られる純粋な油です。バターの水分が蒸発し、たんぱく質やその他不純物が凝固して除去されているので、牛乳やバターのように腐敗が進まず、常温で保存ができます。アーユルヴェーダの古典書『チャラカ・サンヒター』には、ギーの効果が記載されています。一部を紹介しますね。

ギーの効果…記憶力、知力、消化力、精力を増大させ、毒物、錯乱、疲労、不幸、発熱を除去し、全ての油脂類の中で最も優れている。

右の内容に加え、五元素の全て（地、水、火、風、空）のバランスを整えるとの記載もあります。ギーは消化の火であるアグニを燃えたたせ、食欲増進剤の役割を果たします。十分な消化力を持つことは、体内に不純物を溜めないために重要です。これは、自分の内側とつながるために大切な考え方です。アーユルヴェーダでは体質別に油の使用を分けるので、どのような体質の人でも扱いやすいギーは、キッチンの必需品です。

ギーの作り方

◆材料

・無塩バター（有塩不可）：２００グラム ※購入しやすい量でかまいません。
（目安として、２００グラムのバターだと20分くらいで完成します）

◆道具
・鍋（テフロン不可）
・油をこすためのもの：油こし紙（100円ショップで購入可）、目の細かいおたまなど
・消毒済みのガラス製の保存容器（プラスチックの容器は推奨しません）
・ギーを瓶に移し替えるためのお玉とミトン（必要であれば）

◆作り方
【1】無塩バターを鍋に入れ、中火で泡立つまで熱する。バターを切ったり、鍋をかき混ぜたりする必要はなし。

【2】バターが泡立ち、沸騰してくると、パチパチと音を立てるので、音が鳴り始めたら弱火にする。弱火のまま音がなくなるまで放ってお

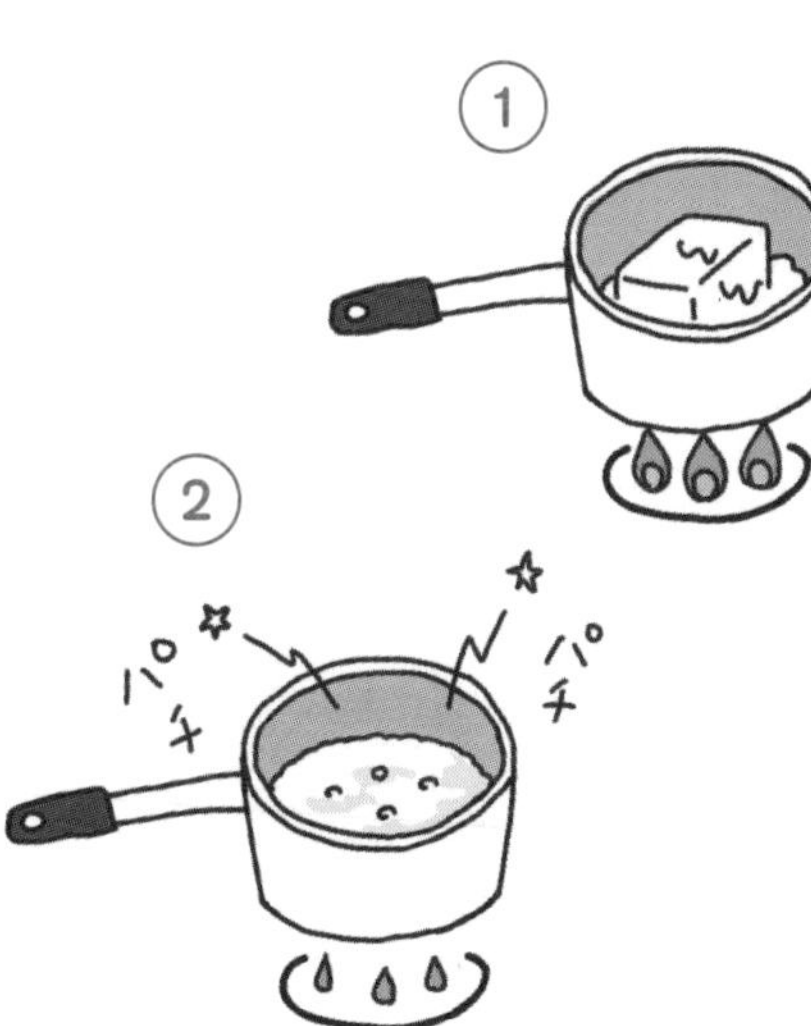

く。（かき混ぜる必要はありません）
火が強すぎると焦げるので弱火で加熱するのがポイント。

【3】パチパチ言っていた音が小さくなり、小さな泡が出てくるようになったらギーの完成。バターは金色の液体（ギー）と乳清（ミルクの固形部分）に分離する。

【4】火を止めて、ガラス瓶に油こし紙または目の細かいおたまをセットし、ギーを瓶に移し替える。乳清は使用せず捨てる。ギーの完成。
※火傷が心配であれば、少しギーが冷めてから瓶に移してもかまいません。

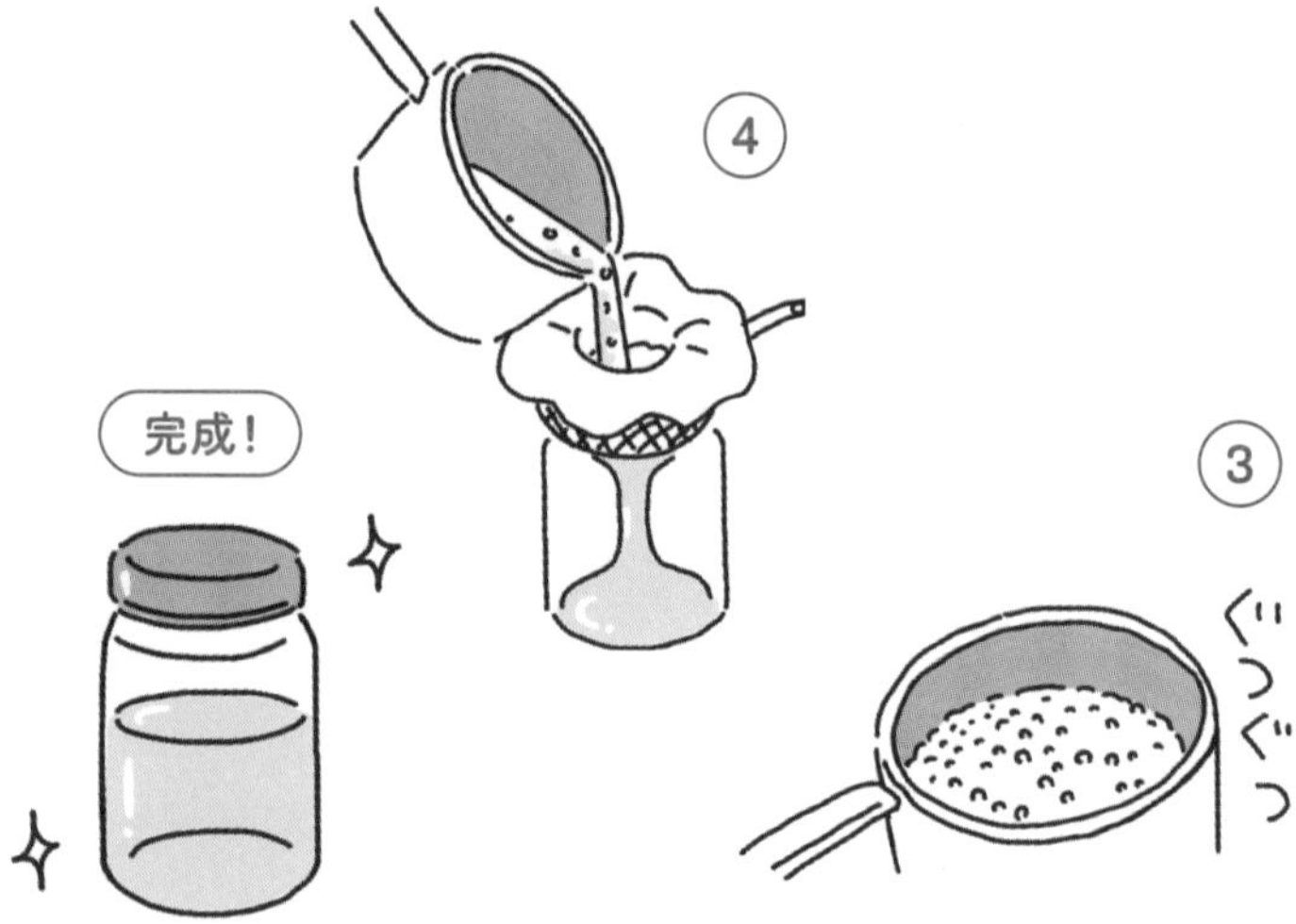

初めて作る時はギーが瓶からこぼれてしまうかもしれないので、不安な場合は大きなボウルなどの容器にガラス瓶を置いてから移すとうまくいきます。もし少しこぼれてしまった場合は、ギーをまつ毛に塗ってみましょう。まつげの育毛ができます。

完成直後はきれいな金色になります。外気温によっては固まってきますが、固まっても問題ありません。インドでは、10年もののギーなどもありますが、完成したギーは常温保存で6ヶ月程度を目安に使い切りましょう。棚の肥やしにせず、お料理にたくさん使ってください。

もし焦げてしまった場合は、焦がしバターのようになり、茶色っぽくなります。食用に使用しても問題ないですが、身体に塗って、ボディオイルとして使ってみるのもおすすめです。

通常使う油と同じように使うことができるので、たとえばパンに塗ったり、炒め物用の油として、少量を毎日摂取することをおすすめします。発煙点（Smoke point）も251℃（≒485F）なので炒め物をしても煙の心配がありません。

○セサミオイル、オリーブオイル

セサミオイルは、中華用のごま油のことではなく、太白ごま油と呼ばれる、生のごまを搾油した透明のごま油のことを指します。乾燥肌の人や冷え性の人に特におすすめで、家に1本置いておきたいオイルです。

●セサミオイルの使い方3選

①お菓子作りに使う

通常はバターで作るお菓子をセサミオイルで作ってみるのもおすすめです。

②肌に塗る

乾燥肌や、あかぎれなどで悩んでいる場合は、保湿効果を期待することができます。

③口臭予防

コラム4（157ページ参照）「口の中を清潔に保つためのマウスウォッシュでデトックス後の身体を維持する方法」を参照してください。

○ココナッツオイル

強い日差しを浴びる時期にぴったりなオイルです。冷却効果があるため、暑い時期や、汗っかき（熱を身体にためやすい）体質の人におすすめのオイルです。スーパーで手に入るので、買う時のコツも含めて、三つの使用方法をご紹介いたします。

●ココナッツオイルを買う時のコツ

まず、ココナッツオイルを購入する場合は、オーガニックのものを選びましょう。産地は気にしなくてもかまいませんが、プラスチックパッケージの代わりに、ガラス瓶に入っているオーガニックココナッツオイルが理想です。プラスチック容器に入っているものは、輸送中に熱が加わることによりオイルにプラスチックが溶け出したりすることがあるため、負担にならない程度で避けることをおすすめします。これはオイルの購入に限らず、ペットボトルの飲み物なども同様です。

ココナッツオイルの使い方3選

次に、簡単にココナッツオイルを生活に取り入れる方法を三つお伝えします。

①料理に使う

ココナッツオイルは、オリーブオイルを使う感覚でお料理に使うことができます。オリーブオイルは身体を温めるのに対し、ココナッツオイルは身体の余分な熱を取り除く効果があります。1食当たりの使用量の目安は、一人当たり大さじ1以内が良いでしょう。おかずを炒める時などに使うと、飽きずに取り入れることができます。お菓子作りにも使用することができます。

②髪の毛先に使う

毛先にほんの少しの量を使ってみてください。フィリピンでは、昔からココナッツオイルを髪に塗布することで美しい黒髪を保っているという言い伝えがあるほど。乾燥が気になる場合は、毎日塗りましょう。インドでは、頭は温めない方が良いという観点から、頭皮にココナッツオイルを塗ることもあります。

③ 肌に使う

ココナッツオイルは、肌の乾燥対策にもぴったり。もし、爪の周りが乾燥している場合は、夏はココナッツオイルを甘皮のあたりに塗ってみてください。全身への塗布は、保湿のみならず、体内に溜まった熱を取る役割をしてくれます。これは、汗疹（あせも）ができやすい赤ちゃんのマッサージにも使うことができます。

第5条
女性にこそ甘さを！ 甘いものはどう摂る？

甘味は、身体のバランスを保ち、健康をサポートする重要な要素です。アーユルヴェーダにおいて、私たちが食事に満足する時には、甘味を含めた「六つの味覚」が必要だと言われています。（注釈：ほかには酸味、塩味、辛味、苦味、渋味があります）これらの味覚は、食事におけるバランスと身体の健康をサポートするために重要ですが、甘味は特に穏やかで栄養価が高く、身体を調和させる役割を果たします。

アーユルヴェーダにおける甘味には、穀物、果物、乳製品、蜂蜜などが含まれます。第1条で、お米を推奨しているのもこれが理由です。甘味は心を落ち着かせ、ストレスや不安を軽減させるという理由から、白米をおすすめしています。

アーユルヴェーダでは、「食事が間違っている場合は、薬は役に立たず。食事が正しい場合は、薬要らず」という格言があるほどなので、食事がいかに健康に影響を与えているのかが分かります。だからこそ、免疫力（オジャス：61ページ参照）を高める蜂蜜とデーツについてお話しします。オジャスを増やす目的ではないですが、手に入りやすい甘味はほかに、メープルシロップ、黒糖、きび糖、ジャガリー（インドのお砂糖）があります。

○蜂蜜

アーユルヴェーダでは、蜂蜜は、神様からの贈り物といわれており、生き生きとした感情や活力の源であるオジャスを作り出すといわれています。

蜂蜜は、1日あたり大さじ1程度をおすすめします。ただ、適量は人によって違うのでご注意を。蜂蜜は、肌の乾燥に悩んでいる人にもおすすめです。蜂蜜が、乾燥した身体を優しく潤してくれるでしょう。

ハーブティーに蜂蜜を小さじ1を加えて飲む方法が私のおすすめです。好みのハーブティーを一晩水出しし、飲む前に温めます。蜂蜜は、マグカップに直接入れ、鍋で沸騰させないようにしましょう。蜂蜜は、加熱すると身体に良くないものになると言い伝えられているので、ご注意を。飲み方の例としては、こんな感じです。

・好みのハーブティ（ローズなど）：小さじ1から2
・水：200ミリリットル
・蜂蜜：小さじ1
※右記に、薄くスライスした生姜を加えると、消化を助けてくれます。

蜂蜜を購入するときには、必ずローハニー（生蜂蜜）を選んでください。加熱処理がされている蜂蜜は、消化にかなり負担がかかります。

○デーツ

蜂蜜やギーと同様に、優れた食材の一つです。デーツにはビタミン、ミネラル、食物繊維が豊富に含まれており、栄養価が高い食材です。たくさん食べなくても、身体にエネルギーを供給しながら、栄養を摂取できます。

デーツは消化をサポートする役割を果たしますが、比較的重めの要素を含んでいるので、食べる場合は1日二つまでにしましょう。オートミールやクッキーなどに使うこともおすすめです。

第6条 ポイントさえ押さえれば何を食べてもOK！ 外食時でも実践できる組み合わせ

食後に甘いものが食べたくなってしまう。こんな経験はありませんか。

アーユルヴェーダでは、自分を満たす食べ方のコツがあります。それは、毎回の食事に六つの味覚（六味）を取り入れることです。これにより、食事を通しての満足感が高く、心のバランスを整えてくれるといわれています。

具体的には、甘味、酸味、塩味、辛味、苦味、渋味の六味を毎食の食事に取り入れることを指します。献立を考える時にも、外食をする時にも、この六味を意識しましょう。身近な食品だと、米（甘味）、ライム（酸味）、岩塩（塩味）、生姜（辛味）、ターメリック（苦味）、豆類（渋味）で、簡単に五〜六味をいただくことができますよ。

甘味…全ての組織の成長に欠かせないものです。心を穏やかにする作用も。

酸味…唾液の分泌を促し、消化液の分泌を促します。程良い酸味は心臓に良い効果を与えます。

塩味…摂取しすぎると、生殖器官に悪く、若白髪になります。岩塩を使用してください。

苦味…消化力を高め、口の中を清潔にします。

辛味…消化液の分泌を促し、全ての臓器に刺激を与えます。

渋味…肌を引き締めます。摂りすぎると、体内循環を乱す可能性があります。

六味を取り入れる時には、どれか一つの味だけが強くならないようにしましょう。

たとえば、辛すぎる、しょっぱすぎるということを避けます。また、食後は心と身体の状態を観察してみましょう。口はどんな感覚か、心はどう感じているか、肉体はどのような状態か、それぞれ観察してみましょう。なんとなくリラックスしている場合は、バランスが取れている証拠です。

一方で、味が一点に偏ると、バランスが崩れます。ここでのバランスとは、心と身体のバランスの両方を指します。

たとえば、甘味に偏った食事をするとします。お腹いっぱい食べると、満腹感で満たされますが、同時に眠くなったり、重たい感覚になったことはありませんか。また、甘いものを食べながら、塩気も欲しいと感じたことはありませんか。満腹感は、その時の感情や感覚によって変化します。食後になんとなく眠たいというのは、バランスが偏っている状態です。

一方で、満足感は、バランスが取れている状態で、自分のマインドが安定している時に感じるので、必要以上に食べたり飲んだりすることもなくなります。自分の内側とつながりやすいのは、この状態の時です。

もし、特定の味や食感を求めている場合は、バランスが崩れている可能性が高いです。満腹感を感じることに執着している場合も同様です。辛いものをたくさん食べたい、あるいはクラッカーなどの乾燥した食感を求めている場合は、疲れすぎ、睡眠不足、忙しいなど、自分の生活スタイルや優先順位を見直す時期かもしれません。自分の意識が外側に向いている証拠です。

次の項目から、外食時にも身体のバランスを満たす食べ方のコツを、食材別にお伝えするので、外食時やご飯を作れない時の食材選びの参考にしてみてくださいね。

○主食には消化に良いお米を選びましょう

穀物類は必ず摂っていただきたいですが、特に外食時などは、お米（白米）をおすすめします。次におすすめなのが、温かい麺類です。

パン類は、どうしても食べたい時に食べましょう。第1条でもお伝えした通り、全ての小麦が身体に良いエネルギーを与えてくれるわけではありません。こだわりのあるレストランやパン屋さんで小麦を楽しんでくださいね。

○副菜にはサラダの代わりにスープを選びましょう

消化の観点からすれば、生野菜は消化しにくいといわれています。食事を通してあなたがあなたであるという感覚を呼び覚ますためには、腸の動きを活発にすることが重要です。外出先では、野菜サラダよりもスープを選んでみてください。身体も温まりますよ。

○お肉なら合い挽きハンバーグよりもステーキがおすすめ

肉類は、一般的に消化に時間がかかるので、食べ方が大切になります。消化力を高める食べ方の観点からは、複数のお肉を食べるよりは1種類のお肉を食べた方が消化しやすいです。もちろん、お肉は食べて問題ないですが、食べ方を工夫してみてくださいね。食事の際には、大地からの恵みに感謝していただきましょう。

○品目数が少なくても十分な栄養を摂れます

健康を気にして品目数を増やしても、腸が食べたものを消化吸収できなければ栄養にはなりません。たくさんの栄養を取った方が良いと思って無理している場合は、あえて品目数を減らしてみましょう。いわゆる一汁三菜のイメージです。

○デザートにはお煎餅の代わりに大福を選びましょう

おせんべいそのものが悪いわけではないですが、せんべいが乾燥していることに注目してください。「空間のエネルギー」が多いのです。私たちが自分の内側とつながるためには、自分の心や身体のバランスを整えておくことが先決です。お汁粉など、汁気があるものを選ぶことができたら理想です。

ほかにも、イーストで膨ましているパンや、ふくらし粉を使っているケーキやマフィン類も風のエネルギーを高めますから、頻度には注意してくださいね。

●食事量は調理後の状態で両手に乗せ切れる量が正解

食べすぎると消化する力であるアグニが弱ってしまいます。自分の内側とつながるという目的でも、アグニが機能しなくなる食事方法は避けたいです。肉体的にも消化不良や便秘を誘発するので、好きなものを食べても、量だけは意識してみてください。

●食後の飲み物なら、コーヒーよりもハーブティーを選びましょう

外出時、食後の飲み物は要注意です。なぜなら、食事直後にたくさんの液体物が胃の中に入ることで、消化力であるアグニの火が消えてしまう可能性が高くなるからです。特に、コーヒーを含むカフェイン類の刺激は、胃にとっては負担になります。食後の飲み物は、ハーブティーを選んでください。特に女性に優しいハーブティーは、ローズやルイボスティーです。麦茶もカフェインが入っていないので、夏にはおすすめです。

第７条 おなかが空いたら食べるのが正解！ 食べるタイミングや食べ方の話

どんなに高級な食材や、無農薬で栄養いっぱいの食材でも、身体が消化できない食べ方をしては意味がありません。外出時でも家で食事をする時でも、食べるタイミン

グや食べ方が重要になるので、次に書かれている内容を意識してみてください。

●基本の食事のタイミングとガイドライン

基本の食事のガイドラインは、1日3食、おやつなしです。おなかが空かない場合は、朝食は抜いても問題ありません。理想の食事のタイミングは朝食は8時前後、昼食は12時から12時半頃、夕食は夕方6時前後です。

夕食が1日で食べる一番最後の食事になり、翌日の朝食まで何も食べないようにします。こうすることで、食事をしない時間を12〜14時間作ることができます。この方法は、夜の睡眠にも良い影響を与えるので、睡眠の質を良くしたい人にもおすすめです。注意することは、朝食は、できれば朝の8時前後までに済ませることです。

8時までに夕食を食べられない場合は、食事と食事の間が4時間から6時間空くように工夫します。外食でも自炊でも、朝食、昼食、そして夕食は、それぞれ十分に間隔が空いてることが重要です。

食欲が湧かない時に無理して食べてはいけませんが、頭で考えて食事を抜くことは、最も良くありません。食事を抜くとふらふらしたり、怒りっぽくなる時があるからです。

間食したくなった時のタイミングと食べるもの

おやつを食べたくなる理由は、大きく三つあります。一つ目は、食事と食事の間隔が5時間から6時間以上空いている場合です。この場合は、小さなおにぎりや果物を食べて問題ありません。

二つ目は、一つ前の食事の量が不十分であった時です。食べる量が少ないとおなかが空くスピードも早くなるので、自分が食べたものの量が適量であったかどうかを意識してみてください。この場合は間食しないことがベストですが、片手に盛れる程度のおやつは食べてかまいません。

三つ目は、アグニが強すぎる場合です。ピッタのエネルギーが高い人は食後1時間程度で空腹を感じてしまいます。これは精神的に空腹を感じているだけなので、気の向くままに間食をすると逆に腸の状態を乱してしまいます。この場合は、間食はせずにハーブティーなどで気持ちを紛らわせましょう。

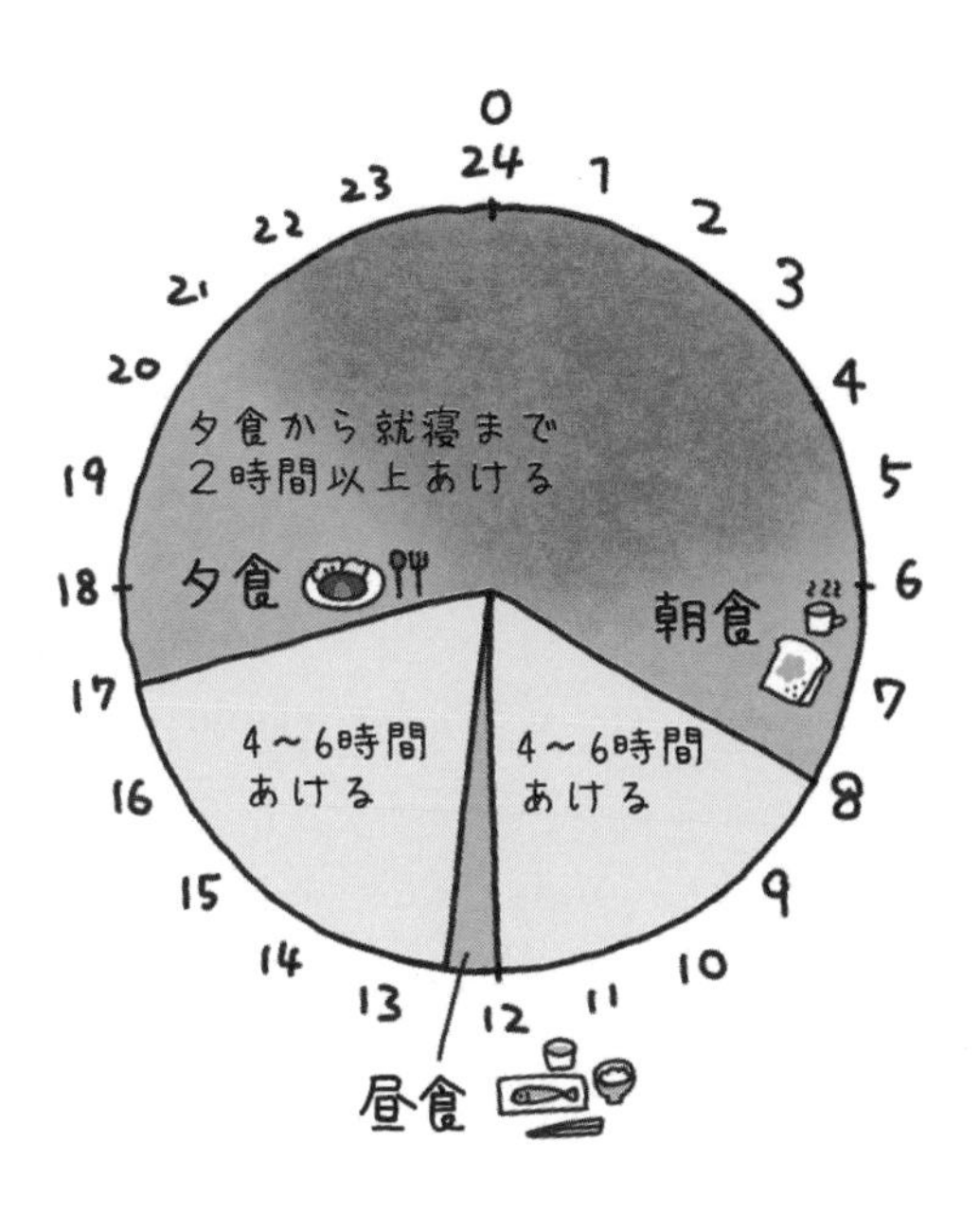
0
24
1
2
3
4
5
6
7
8
9
10
11
12
13
14
15
16
17
18
19
20
21
22
23
夕食から就寝まで
2時間以上あける
夕食
朝食
4～6時間
あける
4～6時間
あける
昼食

私たちは外的要因によって反射的に食べていることがあるので、自分の内側とつながる目的で、なぜ自分は間食したいと感じているのかを意識してみてください。

私の場合は、間食する習慣をなくしたことで、毎食のご飯をよりおいしく感じられるようになりました。人付き合いで食べなくてはならない時には、流れのままに食べるのではなく、今は食べたくないと伝えることも重要だと気付きました。自分が食べたいと思えるタイミングで食事をすることが、ありのままの自分を思い出すための最短ルートです。

ながら食べを避けて、食べているものに集中する

食事をする時は必ず食べるものに集中しましょう。食べる時には「いただきます」と言いながら、作ってくれた人や野菜を育ててくれた人たちに感謝したり、食べ物を祝福してみてください。

食事は、「あなたがあなたであることを思い出す」ための重要なツールであることを思い出してください。テレビやスマートフォンを見ながら食事をしている人がとても

多いですが、何かをしながら食事をする行為は、食べ物に集中していないため、満腹感を感じにくいといわれています。食事は、私たちを構成する五つの要素を保つために欠かすことができない上、消化吸収のサイクルを整えるためにも重要な行為です。

第8条 生姜で解消! 食欲が湧かない時や、付き合いで食事をする時のポイント

食欲がない場合は、消化吸収のサイクルが弱っている可能性が高いです。このような場合は、生姜に頼りましょう。外食先でも生姜を使った料理などを意識して選んでみてください。

食欲が湧かない理由、無理して食べるとどうなるか

食欲が湧かない理由は、アーユルヴェーダでは主に四つの理由を疑います。

1　体内毒素の蓄積

アーユルヴェーダでは、体内の毒素や不要物が蓄積すると、食欲が減退すると考えます。不摂生や不規則な食事によって体内に毒素を蓄積されるので、間食なしで1日3食の食事にしてみましょう。

2　五元素の不均衡

五元素のバランスが崩れると、食欲が減る傾向があります。これは、消化吸収のサイクルがしっかりと機能していないサインでもあります。食欲が湧かない時に無理して食事をする必要はないですが、食べる場合は消化しやすいお粥などを食べるようにしましょう。

3　消化力の低下

消化力が低下すると、食べたものが効率的に消化・吸収されないため、食欲が減少します。一般的には、食後4~6時間程度で空腹を感じる場合はアグニが機能していますが、そうでなければアグニが弱っている可能性があります。この場合も、消化しやすいお粥などをおすすめします。

4 ストレスと情緒的要因

精神的な要因も無視することはできません。精神的に圧迫されることでアグニも弱まるので、食欲が減退することがあります。食べる気になれない時は無理せず、散歩などをし、気分転換をしてみてください。

無理して食べることはやめましょう。理想は1日3食ですが、精神的にも肉体的にも消化する力が弱っている時には何を食べても体内に毒として溜まってしまいます。

空腹を感じ、食べたいという気持ちになるまでは無理して食べてはいけません。無理に食べても、食べ物が持っているプラーナ(生命エネルギー)を受け取ることができるから栄養になるのではないかと考える人もいますが、食事を無理に摂ることは、消化の役割を担うアグニが弱っている身体にとってはストレスです。まずは休みましょう。

空腹をあまり感じない場合や、食後4時間以上経ってもお腹が空かないタイプの人は、慢性的にアグニが弱っている可能性があります。「あなたがあなたであることを思い出す」ためにはアグニがしっかりと機能していることが理想なので、直前に生姜を食べるジンジャーアペタイザーを試してみてください。

●ジンジャーアペタイザーの作り方と食べるタイミング

ジンジャーアペタイザーは、食欲を増進させる役割を果たすもので、食前にいただきます。生姜が持つ辛味が、アグニを強めてくれるといわれています。

生姜は、消化を助ける力があるので、食前にいただくことで、消化する力が弱っている胃腸への助けになります。ジンジャーアペタイザーの作り方と食べるタイミングを詳しく説明します。

ジンジャーアペタイザーの作り方

◆材料

・新鮮な生姜の根：１センチ角を２ミリ程度の厚さにスライス

・ライムの絞り汁：３～５滴　※ライムが手に入らない時はレモンやカボスなどの柑橘類も可。

・塩：ひとつまみ

◆**作り方**

【1】生姜を洗い、無農薬でない場合は皮を剝く。（皮を剝く時は包丁の背を使うと便利）
【2】生姜を薄く切り、1センチ角を2ミリ程度の厚さにスライス。
【3】薄切りした生姜に、塩とライムをかけると完成。

※食前または食事の30分前程度にいただきましょう。

ジンジャーアペタイザーを食べる頻度ですが、食後4〜6時間経っても空腹感を感じない人は、朝食と夕食前に食べてみてください。昼はアグニが1日の中で最も強い時間帯なので、消化に問題がない限り昼は行わなくて問題ありません。

逆に、食後1時間程度で空腹を感じてしまう人は消化する力が強い可能性があるので、ジンジャーアペタイザーを実践する必要はありません。

夏に食欲が減ってしまう人は、年中行わずにその時期だけ行うのが良いです。10歳以下の子どもには行う必要はありません。

●毎日の食事に生姜を取り入れてみましょう

生姜は毎日使うことができたら理想です。

ジンジャーアペタイザーで使用する分を除いた状態で、お料理をする時の生姜の使用料の目安は、生の生姜の場合は、1食当たり小さじ半分程度が目安です。お料理の頻度が少ない場合は、粉末の生姜をストックするのも良いでしょう。ジンジャーアペタイザー以外は、基本的には火が通った生姜を摂るように意識してみてくださいね。外出先では、生姜が入った飲み物やおつまみを選ぶことができたら良いですね。

Column 3.
自分の構成要素として欠かせない、パジャマや寝具、下着の話

この本を手に取ってくださった皆さんには、季節や時期を問わず、下着や肌に触れるものにこだわることをおすすめします。皆さんは今、どのような下着を身につけていますか。肌着を着ている場合は、肌着も一緒にチェックしてみましょう。化学繊維と天然繊維のいずれかの素材だと思いますが、着心地はいかがですか。

下着と肌着は、天然素材のものを強くおすすめします。オーガニックコットンやシルク、あるいはリネンを使ったものを探してみましょう。特にシルクは保湿性に優れているので、通年おすすめします。

アーユルヴェーダでは、肌は自分の体内で消化したものが作り出すという考え方が一般的ですが、肌あれや肌に不調がある場合は、肌に接触する素材が原因という可能性も考えられます。値札やデザインの前に、これは自分の肌が喜ぶ素材かな、という

視点を持ってお買い物をしてみてください。

ブラジャーを選ぶ時は、できるだけワイヤーが入っていないものを選んでください。身体を締め付けてしまう可能性と、ワイヤーによって身体のバランスが崩れる可能性を避けるためです。

また、アンダーウエアは、股上深めがおすすめです。お尻の割れ目から手のひら一枚上にある仙骨という骨が隠れるくらいの股上だと、身体を温めてくれるので合理的ですね。特に、冬場に外で仕事をしている人、夏でも冷房の強い環境で仕事をしている人は、絹の腹巻きをして仙骨を温めると良いでしょう。

女性の場合は、生理用のナプキンも肌に直接あたるものなので、可能な限り布ナプキンをおすすめします。おりもの、生理、軽失禁など、清潔に保ちたいエリアこそ、身体を冷やさない素材のものを使用すると良いでしょう。市販の使い捨てナプキンは、経血を固める素材に高分子吸収体が使われているので、子宮周りを冷やしてしまいます。外出時は市販のナプキン、在宅時は布ナプキンと併用もおすすめです。

自分の身体に身につけるものに満足している場合は、パジャマや寝具にも意識を向けてみてください。身体に身につけるものと同様に、なるべく天然繊維のものを使用し、頻繁にシーツを取り替えてみてくださいね。

昨今、健康なイメージの強いオーガニック食品を意識して購入する人が増えているかと思います。同様に、肌にまとうものにも意識を向けましょう。肌も、下着から刺激を感じるので、天然繊維を意識してみてください。皮膚は五感の一部なので、肌にあたるものによって感覚は変わります。そうした繊細な変化にも気付けるような丁寧な生活ができたら理想ですね。感覚が冴えてくると、不思議と体調や空間のわずかな変化にも気付けるようになります。

今まではデザインや色で選んでいたものを、素材別に選ぶなんて、なんだか新鮮な気分になりませんか。楽しくお買い物をして、自分の身体に優しい生地の下着を選んでいただけたら幸いです。

第4章

「あなたがあなたであること
を思い出す」ための土台作り！
自分に溜まった
いらないものを全て出す
「アーユルヴェーダ式
5日間腸活」

自分を構成する「身体」をまずはきれいにしましょう。

ありのままの自分を邪魔していたのは、体内に溜まった毒や老廃物

瞑想をしようと思ってがんばってもうまく瞑想状態になれないように、自分の内側とつながろうと無理をしても、つながることはできません。

「あなたがあなたであることを思い出す」ということは、あなたが自分の内側とつながれた時に、自然と起きます。自分の内側とつながるために私が重視しているのは、自分を構成する要素のうち、最も扱いやすいものにアプローチするというやり方です。

自分を構成する要素は、肉体、心そして魂の三つからなると「はじめに」でお話ししましたが、私はこの中でも肉体に意識を向けることが一番簡単だと感じています。よって、肉体に意識を向ける中でも、腸に意識を向けると効果が早いことも分かりま

した。自分の食欲、つまり心とのつながりが強い腸の部分を研ぎ澄ましていくことで、「あなたがあなたであることを思い出す」プロセスが作られるのです。体内に溜まった毒や老廃物を出して、腸の状態を本来の姿に戻していきましょう。

皆さんにはこれから、自分の肉体を使って、「あなたがあなたであることを思い出す」方法をお伝えします。この方法がうまくいくと、肉体にも一目で分かる変化がおきるで、まずはそちらについてお伝えします。

肉体に意識を向けた結果感じられる20のこと

食事を通して自分の内側とつながるために「アーユルヴェーダ式5日間腸活」を行いますが、腸内がきれいになることで、こんな変化を経験することができます。

1. 体重が2～4キロ減る（未消化物が体内にたまらなくなるから）
2. 肌艶が良くなる
3. 肌が乾燥していた場合は肌の乾燥がなくなる
4. 末端冷え性が改善されたり、基礎体温が上がる
5. ニキビができなくなる
6. 季節の変わり目や天気の変化による頭痛がなくなる
7. ドライアイが改善される
8. 病気や不調と無縁になる
9. ワキの匂いや体臭が無臭になる
10. 誰に何を言われてもドキドキしなくなる（動悸がなくなる）
11. 意識しなくても理想の体重が一定に保たれ、ドカ食いしなくなる
12. 夕方になっても疲れなくなり、夜も元気が続く
13. 夜眠ろうと思った時間に眠気がやってきて寝付ける
14. 夜中に目が覚めなくなり、朝スッキリ起きられる
15. 朝6時前に自然と目が覚めるようになる

16 朝起きてから排便がある
17 便が便器内で水に浮く
18 口内炎ができなくなる
19 口臭がなくなる
20 舌に汚れが溜まらなくなり、ピンク色の舌が手に入る（１３６ページ参照）

「アーユルヴェーダ式５日間腸活」を行う最大の目的は、私たちが忘れてしまっているありのままの自分に戻ることです。そのために、ありのままの自分に戻ることを邪魔している、体内に溜まった毒や老廃物を出し、腸が正しく動くように自分の身体を整えていきます。ありのままの自分という状態が分かる人はあまり多くないと思いますが、まずは腸を通して起きる20の変化を判断材料に使ってみてください。

20のリストの16番目に「朝起きてから排便がある」という項目がありますが、腸がしっかり動いていると、朝起きてから自然と便意がやってきます。通常、私たちはコーヒーなどのカフェインを摂ったり、辛さなどの刺激があるものを食べることを通して腸を動かしているので、実は腸そのものはしっかり動いていないことが多いです。このサイクルを断ち切る目的で、「アーユルヴェーダ式5日間腸活」を行っていきます。このやり方は、基本的なアーユルヴェーダの処方を自宅で行うことができるように組まれており、アーユルヴェーダクリニックのお医者さんからの監修も受けています。聞き慣れないスパイスもあるかもしれませんが、スパイスの調達も楽しく行ってくださいね。

舌を使って自分を観察する

アーユルヴェーダ式5日間腸活に移る前に、今の自分の状態を確認する一つの方法として、舌の状態を観察してみましょう。舌は、自分の肉体的な健康状態を観察するのに有効です。

鏡で自分の舌の形、色、厚さなどをみてみましょう。健康な舌の場合は、ピンク色で、朝起きた時に透明あるいは白くうっすらとコーティングがある状態です。次の項目を一緒に確認しながら、舌の状態を把握してみましょう。

○**チェックポイント**

- 舌の形
- 舌の真ん中のくぼみ
- コーティングの色

まず、舌の形を確認してみましょう。舌は下の歯の間に収まっているでしょうか。もし、舌の端が帆立貝の殻のように波打っている場合は、特に小腸のあたりに消化不良がある証拠です。この場合、身体が栄養を十分に受け取る準備ができていない可能性があります。健康な舌の場合は、波打ちがありません。

次に、舌の真ん中に太いくぼみ、あるいは線のようなものがないか確認してみましょう。もし線がある場合は、ストレスがかなり高く、神経系に負担がかかっている場合があります。ストレスつ

舌の形で不調をチェック

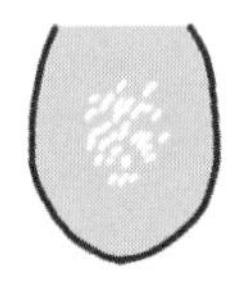

舌全体が
白または黄色

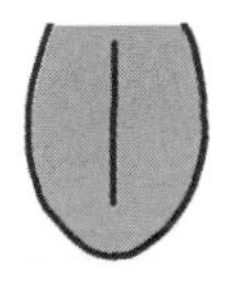

舌の中央に
くぼみがある

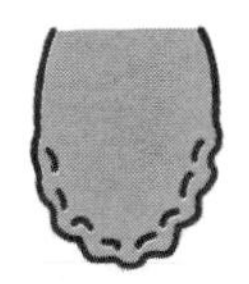

舌の先が
帆立貝のように
波打っている

ながりでいうと、舌先が赤くなっている場合もストレスが高い状態と言えます。
最後に、コーティングの色を見てみましょう。黄色など、色がある場合は、身体が消化に苦労している証拠です。舌全体が白色で覆われている場合も同様です。消化に時間がかかるものを食べている場合にコーティングができますが、感情を抑えている場合も同様です。生活リズムが崩れている可能性も考えられます。

これらの不調のサインが当てはまる場合は、第3章の中の8箇条の中からできそうなことを実践してみてください。また、毎朝晩、舌掃除をすることをおすすめします。その時は、歯ブラシではなくて、金属のタングスクレーパーを使ってください。

「アーユルヴェーダ式5日間腸活」をしてはいけない人

腸の状態をリセットし、体内の毒素を排除する「アーユルヴェーダ式5日間腸活」ですが、全ての人に適しているわけではありません。

本書で書かれている「アーユルヴェーダ式5日間腸活」のプロセスは、自宅で簡単に腸をきれいにすることを目的にしています。次の項目に該当する人は、自己判断せずに専門家の意見を仰いでください。

1 妊娠中または授乳中の女性

腸内リセットのプロセス中に毒素が解放される可能性があり、これらの毒素が胎児や授乳中の赤ちゃんに悪影響をおよぼす可能性があります。妊娠中または授乳中は、赤ちゃんの安全を最優先にする目的で、腸をリセットすることは避けてください。

2 身体的な弱さや投薬中の病気を持っている人

「アーユルヴェーダ式5日間腸活」は、身体的な変化をもたらすものです。身体的な弱さや投薬中の病気を持っているの人には負担となることがあるので避けてください。体力不足の場合は、デトックスよりも消化する力をつける必要があるので、腸のリセットはある程度元気になってから行うのが理想的です。

3 生理期間中の女性

生理期間中は、腸のリセットは避けて、存分に休みましょう。

生理の期間中は、身体が「下へ向かう」動きを持つことで経血を体外に排出しています。生理期間中は、排出のサイクルを乱すことを避け、身体を休めましょう。

また、生理期間中は通常、体内の水分損失が増加する傾向があるため、適切な水分補給が重要です。身体が出そうとしている経血が体外に出やすくなることを意図して、お白湯などの温かい飲み物を摂ることで身体をサポートしましょう。生理期間中に、毒素が排出される可能性が上がりますよ。


「アーユルヴェーダ式５日間腸活」は、特に生理痛、月経不順、重い出血、月経前症候群（ＰＭＳ）などを経験している人にとっては有益なので、生理が終了した翌日、または生理予定日の１週間前のタイミングで行いましょう。

「アーユルヴェーダ式5日間腸活」期間中の1日の流れと過ごし方

腸のあたりにあるアグニは、自分が食べたものの消化と、感情の消化の両方を担っています。そして、そのいずれにも、私たちの五元素のバランスを整える効果があります。食べる物と日常生活の両方を組み合わせて腸のリセットを行うと、効果が倍増するので、次に書かれている内容に沿って「アーユルヴェーダ式5日間腸活」を行ってみてください。

期間中は、食事がリセットの主な部分を占めますが、1日の流れも重要になります。食事と生活の流れについて、全体の流れをお伝えします。

5日間全体の食事の流れ

基本的な考え方としては、5日間みっちりと腸をリセットしたいので、5日間毎日お粥と雑炊だけの生活を推奨します。食事が通常よりも簡素化されるので、この期間に激しい運動やお出掛けは避けましょう。お粥と雑炊の作り方については、１４９ページのレシピを参照してください。

５日間だと期間が長すぎる場合は、次の時短バージョンを活用してください。「５日間腸内リセット」の期間中、特に集中して取り組む必要があるのは、２日目から４日目の３日間になります。初日と最終日は調整日とします。カレンダーを見ながら、実行する日程を決めましょう。

5日間の食事内容

朝食	昼食	夕食
お粥	野菜入り雑炊	野菜なし雑炊

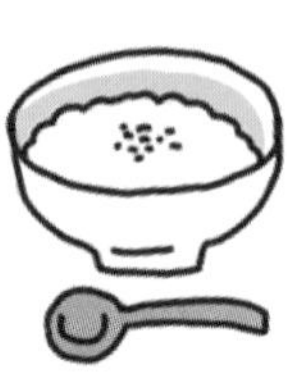

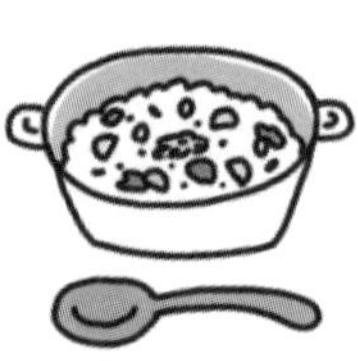

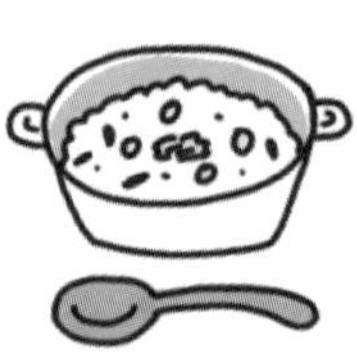

5日間毎日…朝にお粥、昼に野菜入りの雑炊、夜に野菜なしの雑炊

時短バージョン

1日目…朝と昼に普通食、夜に野菜入りの雑炊
2日目…朝にお粥、昼に野菜入りの雑炊、夜に野菜なしの雑炊
3日目…朝にお粥、昼に野菜入りの雑炊、夜に野菜なしの雑炊
4日目…朝にお粥、昼に野菜入りの雑炊、夜に野菜なしの雑炊
5日目…朝にお粥、昼と夜に普通食
※1日目の夕食からスタートで、5日目の朝に終了のイメージです。

○1日の流れ

1日の過ごし方について、次の内容を例に皆さんが取り入れられる部分を取り入れてみてください。

可能であれば、食後は散歩をしましょう。5～10分散歩ができたら理想です。散歩が難しければ、オフィスや屋内を100歩を目安に歩きましょう。「毎日運動している

1日の流れ

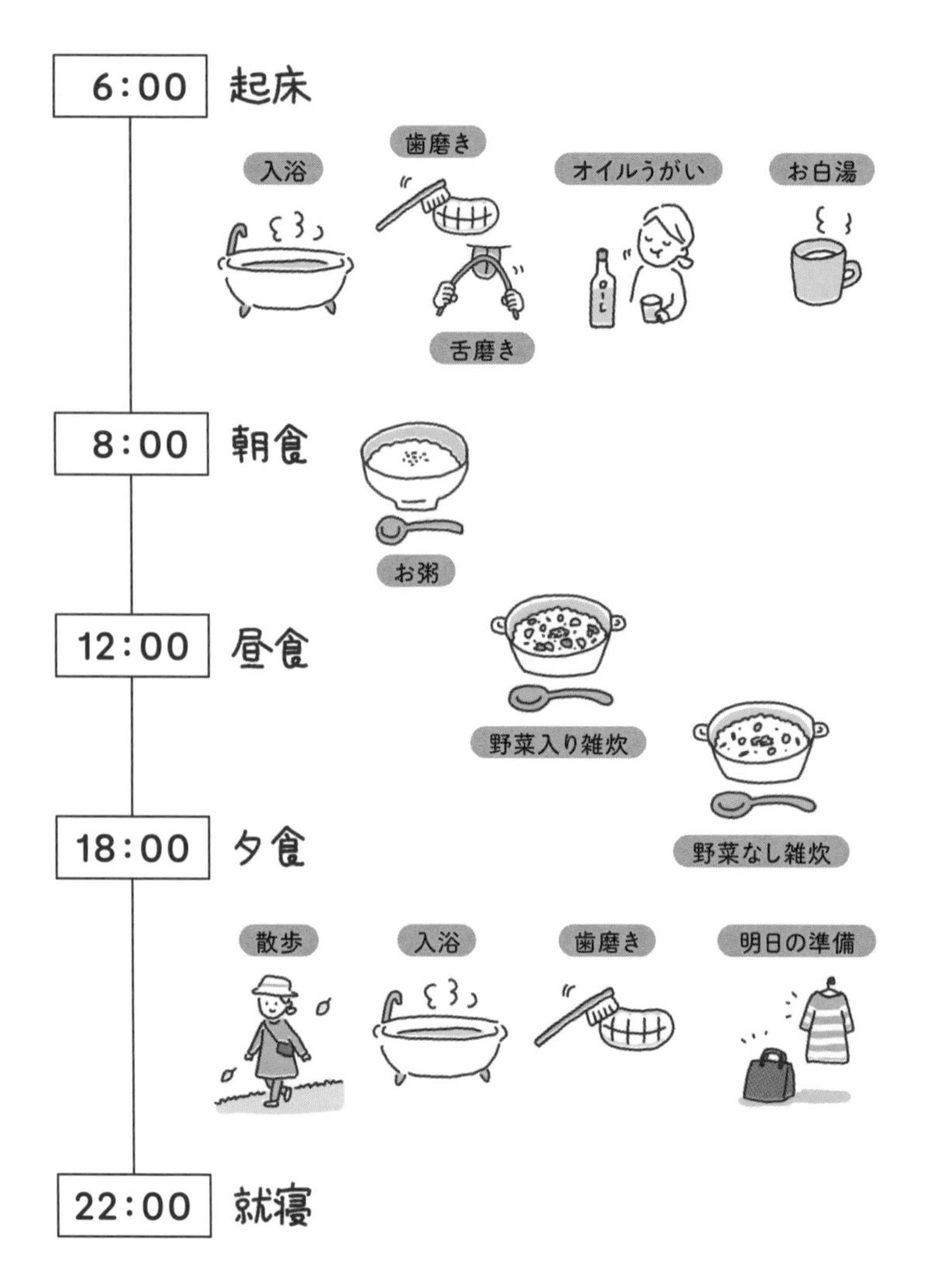
6:00
起床
入浴
歯磨き
舌磨き
オイルうがい
お白湯
8:00
朝食
お粥
12:00
昼食
野菜入り雑炊
18:00
夕食
野菜なし雑炊
散歩
入浴
歯磨き
明日の準備
22:00
就寝

人は急激な老化のアタックを受けることがない」とアーユルヴェーダの古典書『チャラカ・サンヒター』に記述されています。健康維持のために激しい運動である必要はないのです。毎日何かしら動くことをおすすめします。

○「アーユルヴェーダ式5日間腸活」期間中に起きること

私たちの多くは、排泄できていると思っても、実は腸が動いてるのではなく、食べ物からの刺激で排便していることがあります。「アーユルヴェーダ式5日間腸活」期間中は、腸への刺激が少ないお粥や雑炊を食べるので、便が数日間でないことがありますが、安心して継続してください。

期間中は、通常よりも食べる量が減るので、それが原因で過度な空腹感や苛立ちを覚えるかもしれません。

間食をするとアグニが弱くなってしまうので、絶対に避けてください。どうしても空腹に耐えられない場合は、ハーブティーやお白湯を飲んでください。おすすめのハーブティーはローズです。ローズには心を落ち着かせる効果があるので、「アーユルヴェーダ式5日間腸活」の期間以外も飲んでいただきたいです。それでも空腹に耐えられない場合は、毎食の食事量を増やしてください。

○１日に必要な水分量

さて、突然ですが、クイズです。成人男女の1日に必要な水分量は何リットルでしょうか。ここで言う水分は、コーヒー、紅茶、ハーブティーなどを含めた全ての飲み物を指しています。

私が推奨する1日の水分量は、激しい運動や屋外作業をしていない一般男女の場合、1リットルから1・4リットルです。摂取する水分量が多すぎると腎臓に負担がかかり、お手洗いの回数が増えます。腎臓だけでなく、アグニを消す原因にもなります。皆さんの身体にも、小さな火がある様子を想像してみてください。火は、水を極端に多く与えると弱って消えてしまいますね。飲み物を飲みすぎるとアグニが弱まり、アグニが弱いと消化の力が衰えることになります。1日の推奨水分量に加えて、米や豆などの水分を含む食事から水分を摂ってください。

1日に必要な水分量は、運動量や季節によって変わるので、自分の身体やライフスタイルを意識しながら生活してみてください。できればペットボトルの飲み物は避け、外出中も水筒を持ち歩くと良いでしょう。

◯お白湯のススメ

1日の水分量が適切でも、飲んでいるもので身体の調子を悪くしてしまっては意味がありません。私がおすすめする飲み物は、お白湯です。お白湯とは、沸騰したお湯を更に10分間沸かして作られるお湯のことで、免疫力を高める効果があります。また、肥満、慢性化した風邪、喘息、消化不良、下痢、嘔吐、めまいを緩和するといわれています。

作り方をお伝えするので、1日1リットル程度飲むことを目指してみてください。

お白湯の作り方

【1】鍋ややかんに水を入れ、蓋はせずに火にかけ沸騰させる。

【2】10分ほど、わずかに気泡が出る程度の火力で沸騰を続ける。

【3】60度ほどの温度に冷まし、すするように飲む。(フーフーしながら飲めるイメージです)

お白湯を作るのが難しい場合は、ぬるま湯でも良いので温かい飲み物を生活に取り入れてみてください。温かい飲み物は体温も上げてくれるので、冷房がきつい環境で日常を過ごしている人にもおすすめです。暑い日に外出している場合は、無理に熱い飲み物を飲む必要はありません。適宜調節をすることをおすすめします。

○「アーユルヴェーダ式5日間腸活」を行う期間中の朝の一杯をお白湯で

お白湯を飲むことは、消化器官を刺激し、消化活動を活性化させます。体温より少し温かいお白湯を飲むことで、胃や腸が緩やかに収縮し、食物の分解や栄養吸収が促進されます。この効果を最大限活かすために、「アーユルヴェーダ式5日間腸活」の期間中は、起床時と就寝時にお白湯を飲むようにしてください。起床時は、口の中の雑菌を飲み込んでしまわないように、歯磨きまたは口をゆすいでからお白湯を飲みましょう。口の中が清潔な状態でお白湯をいただくことで、毒素を体内から外へ排出するプロセスをサポートします。

一回で大量にお白湯を飲む必要はありません。一回の水分量は、毎30分から1時間ごとにコップ半分程度を飲むと、身体への負担がなく水分補給できると考えられます。

「アーユルヴェーダ式５日間腸活」で食べる雑炊の材料とレシピ

ここからは具体的に用意する必要なものをまとめています。5日間の過ごし方や流れについては、「アーユルヴェーダ式5日間腸活」期間中の1日の流れと過ごし方の項目を参照してください。この項目の全てに従うと、第3章に記載されている8箇条を実践できる仕組みになっています。

５日間で必要な食材とスパイス

◆基本食材

・白米：７５０グラム
・緑豆（またはひきわり緑豆）：３００グラム
・岩塩：30グラム

・生姜：一つ（親指程度の大きさ）
・ウコン粉末：20グラム程度（生ウコンが手に入る場合は1つ用意）
・ライム：一つ
・ギー：200グラム程度
・昆布：5センチ程度

◆スパイス
・クミンシードまたは粉末：20グラム
・コリアンダーシードまたは粉末：15グラム
・ブラウンマスタードシード：5グラム
・フェンネルシード：15グラム
・胡椒：10グラム
・ベイリーフ（あれば）：5枚（カレーリーフをお持ちの方は、ベイリーフの代わりに一食あたり6枚程度を目安に使うことができます）

●野菜の選び方と組み合わせ

季節ものの野菜であれば特に考える必要はないですが、「アーユルヴェーダ式5日間腸活」の間のみ、トマト、ジャガイモ、ナスは避けましょう。これらのナス科の食材は身体を冷やす性質があるため、人によってはバランスを乱してしまう可能性があるからです。あわせて、きのこ類はリセット時には避けてください。次のリストの中にあるものであればどれを選んでも安心して腸リセットができます。

○基本の組み合わせ

次の中から1種類ずつ選び、合計2種類の野菜を食べられるように組み合わせます。調理後の量が、根菜系がデトックス系よりも少し多くなるのがおすすめです。

根菜&グラウンディング

にんじん(特に肌に良い)、さつまいも(心の安定に良い)、大根、ズッキーニ、ビーツ(肝臓の浄化、デトックス効果が特に高い)、長芋、かぼちゃ(特に肌に良い)

デトックス系

ほうれん草（特に肌に良い）、白菜、キャベツ、芽キャベツ、ブロッコリー、カリフラワー、小松菜、ケール、ゴーヤ、たけのこ、ごぼう（デトックス効果が高い）、オクラ、アスパラガス

朝のお粥レシピ

◆材料

・白米：50グラム
・水：～350ミリリットル
・ギー：大さじ1
・生姜：1センチ分程度すりおろし
・ウコン粉末：小さじ16分の1
・岩塩：小さじ3分の1

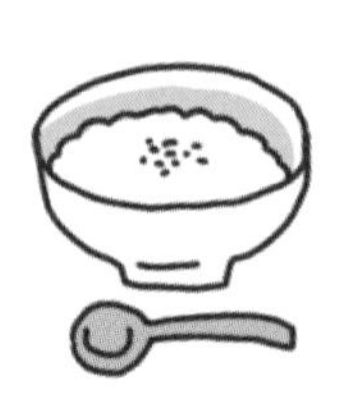

◆**作り方**

【1】白米はあらかじめ洗い、水に浸しておく。

【2】鍋に白米以外のものを入れ、中火にかける。パチパチと音が出始めたら米と水を入れて蓋をする。

【3】沸騰したことを確認したら弱火にして20分間炊く。

昼と夜の雑炊レシピ

雑炊と野菜は分けて調理するので、昼と夜の雑炊はまとめて作っても構いません。調理量は1食分なので、まとめて作る場合は量を2倍にして作ってください。まとめて作る場合は、夜の雑炊は魔法瓶などに入れて冷めないように保存することをおすすめします。

◆**雑炊の材料**

・白米：50グラム

・緑豆：30グラム（前日に水に浸しておく）

・水：～350ミリリットル
・ギー：大さじ1
・生姜：1センチ分程度すりおろし
・ウコン粉末：小さじ16分の1
・岩塩：小さじ3分の1
・昆布：2センチ角一つ
・クミンシード：小さじ3分の1
・胡椒粉末：小さじ16分の1
・コリアンダーシード：小さじ16分の1
・ベイリーフ：半分
・ライム：3～4滴

◆雑炊の作り方

【1】白米はあらかじめ洗い、水に浸しておく。緑豆は前日に水に浸けておく。

【2】鍋に白米と緑豆以外のものを入れ、中火にかける。パチパチと音が出はじめたら米と緑豆を入れて、水を加えてから蓋をする。

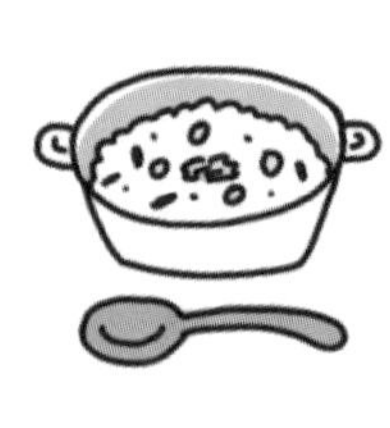

【3】沸騰したことを確認したら弱火にして20分間炊く。

※お粥・雑炊は、鍋によって蒸発する水分量が異なるので、一度作ってみて水分が多すぎるようであれば、水分は少なめでもかまいません。ゆるいお粥のイメージで作り上げることができれば成功です。炊飯器で作る場合はお粥モードで作ってください。

◆野菜入り雑炊の材料

・大根、にんじんなど1種類の根菜:120グラム
・ほうれん草、小松菜など1種類の葉物野菜:60グラム
・ギー:大さじ1
・生姜:1センチ分程度すりおろし
・ウコン粉末:小さじ16分の1
・岩塩:小さじ4分の1
・ブラックマスタードシード:小さじ16分の1
・フェンネルシード:16分の1
・胡椒粉末:小さじ16分の1
・水:50ミリリットル

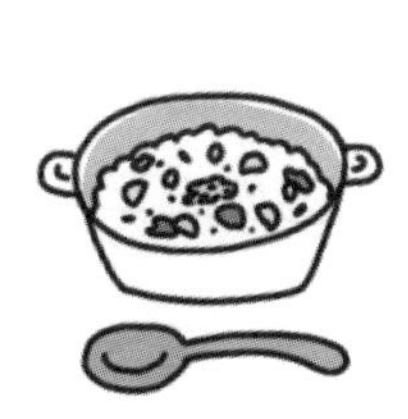

◆野菜入り雑炊の作り方

【1】野菜以外のスパイスを鍋に入れ、中火で火にかける。
【2】パチパチと音が鳴りはじめたら野菜を火にかけ、軽く炒める。
【3】水を加えて蓋をして10分弱火にかける。
【4】雑炊にお野菜を混ぜたら完成。

●空腹感を感じてしまう場合

まずはよく噛むことを意識してください。理想は、固形物がなくなるまでしっかり噛むことです。大体50回ほど噛むことになるかもしれません。しっかり噛んでいても空腹感がある場合は、雑炊の量を増やしてみてください。

「アーユルヴェーダ式5日間腸活」期間中に意識してほしい事柄とレシピ、材料は以上です。開始前に、体重、顔写真、舌の写真を取ってから行うと変化を感じやすいかもしれません。この期間に日記を書いて、心の変化を文字にしてみるのもおすすめです。「あなたがあなたであることを思い出す」時間を楽しんでくださいね。

Column 4.

口の中を清潔に保つためのマウスウォッシュでデトックス後の身体を維持する方法

口腔内を清潔に保つために、太白ごま油が活躍することをご存知ですか。太白ごま油は、中華用のごま油と異なり透明に近い色をしている油で、スーパーで手に入ります。太白ごま油をマウスウォッシュ代わりに使用することで、口腔内の汚れや雑菌を取り除くことが可能です。

太白ごま油で口をゆすぐだけの単純作業で、「オイルうがい」と呼ばれるものですが、効果は絶大です。主な効果は次の三つです。

口臭の改善

太白ごま油には抗菌作用があり、口の中の有害な細菌の繁殖を抑制します。また、口の中に溜まった老廃物や毒がオイルうがいにより排出されるため、結果として口臭予防になります。

歯周病予防

歯ぐきの健康をサポートし、歯周病のリスクを低減させます。歯周ポケットに蓄積した細菌や炎症を軽減する助けになります。

歯の漂白

オイルうがいは歯の表面の着色を取り除く助けになり、歯を白く保つのに役立ちます。

『チャラカ・サンヒター』には、「食物の味が非常によく味わえるようになり、歯を損なうことがなく、歯肉を丈夫にする」と書かれています。毎食後に行う必要はなく、朝一度行うだけで十分です。ごま油でのオイルうがいは、10歳以下のお子さんには不要です。次の手順に従って毎朝やってみてください。

太白ごま油のオイルうがいのやり方

◆**用意するもの**

・太白ごま油（有機・非加熱のものが最適）
・オイルを捨てる時のティッシュや袋

◆手順

【1】歯を磨いて、口をすすいで口内を清潔にする。朝歯磨きをしない人は、起きてから口をゆすぎ、その後すぐオイルうがいを始めましょう。

【2】大さじ1の太白ごま油を口に含む。初めは少量から始めましょう。（大さじ1で少ないと感じたら、徐々に量を増やして慣れていきます）

【3】油を口に含んだら、1～5分間、口の中でゆっくりとオイルを動かす。（油を歯の間や歯ぐきの隅々に行き渡らせましょう。初めは1分から始め、慣れてきたら5分程度行ってください）

【4】時間が経ったら、油を吐き出す。洗面台に流さずに、ティッシュや袋に出し、可燃ごみとして処分する。※油には口腔内の細菌が含まれているため、飲み込んではいけません。

【5】口を軽くすすぎ、口臭や油の残りを取り除いて終了。

第5章

「夢」を引き寄せる 願望実現リストの作り方

「あなたがあなたであることを思い出す」ことができれば、夢は簡単に見つかる

自分の内側とつながることの大切さ、そして、自分の内側とつながるための「アーユルヴェーダ式5日間腸活」の方法をお伝えしました。リセットできた人は、新しい人生の扉を開くスタートラインに立てた自分を褒めてあげてくださいね。

願望実現についてお話しする前に、自分の身体に変化が起きているかを確認してみましょう。身体のバランスを整えてから願望実現リストを作り、自分の本当の望みを叶えていきましょう。

次の10項目のうち、いくつ当てはまるかチェックしてみましょう。元々、該当がない場所は「1」として数えてください。

身体の変化

- □朝起きてから排便がある
- □朝目覚ましなしで目が覚める
- □舌に汚れがたまらなくなり、舌がピンク色になる

食欲の変化

- □塩辛い、甘いなど、特定の味を求めることがなくなり、食べ終わった後に満足感がある
- □不規則な食事量ではなく、毎食の食事量が大体一定の量になる
- □食後4時間程度で空腹を感じる

心の変化

- □やると決めたことを実行することができる
- □忙しいと感じている時にも落ち着いて行動できる
- □うまくいかないことが起きたとしても、気持ちの切り替えができる
- □足るを知る感覚が育つ

○「ありのままの自分」のバランスが整っているサイン

●８〜10項目：素晴らしい！……この調子で食欲に素直な食生活を送ってくださいね。

●５〜７項目：良い調子！……８ヶ条のうち、ご自身に必要なものを取り入れながら食欲を大切にしていってください。

●３〜４項目：この調子！……週に１日だけアーユルヴェーダ式５日間腸活のレシピに沿って腸を休めることで、さらなる変化を期待できそうです。

●１〜２項目：もうひといき！……３ヶ月ごとにアーユルヴェーダ式５日間腸活を行っても効果絶大です。

身体の変化における「朝起きてから排便がある」は腸が動いている証、それ以外の二つは毒素が排出されている証になります。食欲に関する変化はいずれも、腸がリセットされている状態に感じられる感覚です。食欲に素直になり、好きなものを食べても、バランスよく食事ができるようになるでしょう。

最終章では、「アーユルヴェーダ式５日間腸活」を通して自分の内側とつながりやすくなったからこそ見える世界、夢が叶う世界に、皆さんをお連れします。

そのために、夢を決めて、叶えるためのやり方をお伝えします。

本章では、願望実現リストを作成します。願望実現リストとは自分の夢や目標を整理し、実現するための具体的な行動を明確にするためのリストを指します。このリストには、自分が叶えたいことに対しての条件を10個書き出し、その条件を達成するために具体的に行うことを40個書き出すというやり方をします。

●やり方における二つのNG例

○NG例1：小さかった頃にやりたかったことを思い出す

夢を叶えるために、まず「小さかった頃にやりたかったことを思い出す」ことをすすめる本を読んだことがある人もいると思いますが、今回はこの方法はしません。小さかった頃を振り返りながらやりたかったことを考えても、それが本心で叶えたい夢であるかは疑わしいからです。

たとえば、仕事で願望実現をするとしたら、当時あった職業の数と現在の職業の数にも変化はありますし、自分が当時見ていた世界と今の自分が見ている世界は、変化があるはずです。小さな頃には大きな夢や目標があったかもしれませんが、成長するにつれて優先順位が変わることがあります。そのため、今回は小さかった頃にやりたかったことを思い出すというやり方はしません。

○ＮＧ例２：頭に浮かんだ言葉を紙に書き出す

このやり方は、目的なしにやっても意味がないのでおすすめしません。そもそも私たちは、１日に６万回思考していると言われています。そのため、頭に浮かぶ多くのことは、とりとめのないこともたくさんあります。何の目的で、どのような思考を書き出すのかを定義せずに行っても意味がないので、今回はこのやり方は実践しません。

●「叶わない」はまやかし、「やりたいことが叶う」が本当の世界

インドでは、誕生する日を選んで生まれるといわれています。私たちは自分が決めたことを達成するのに最もふさわしい日を選んでこの地球に降り立っているのです。

だからこそ、インドにはインド占星術（注釈：インド占星術は、宇宙と人生の関係を理解し、個人が最良の潜在能力を発揮するための指針を提供するものとして、インドでは結婚相手との

相性を占星術で確認することもあるほど）があり、誕生日と誕生した時間を使って私たちの使命を占ったりするほどです。そのため、私たち一人一人に、使命は必ず存在します。その使命に沿って生きている時には、「やりたいことが叶う」のが本当の世界なのです。「叶わない」はまやかしの世界です。

この本は、「あなたがあなたであることを思い出す」ために、「アーユルヴェーダ式5日間腸活」で、食欲はもちろん、自身の欲に素直になり、ありのままの自分に出会ってほしいと考えています。

使命を見つけるのはハードルが高すぎても、体内をリセットすることで自分の欲に気付くことは簡単にできます。そして、自分の欲が分かれば、叶えたい事柄が明確になるのは自然なことです。欲がある時には、第六感や直感も敏感になります。体内をリセットしたからこそそのベストタイミングで、夢を叶えていきましょう。

それでは早速、「アーユルヴェーダ式5日間腸活」をした後に行う願望実現リストの作成手順についてお伝えします。

自分の望みを知っている人は実は少ない

実は、ほとんどの人は、自分が望んでいることが何かを理解できていません。だからこそ、細部まで自分の夢がイメージできるほど細かなリストを作成していきます。自分が望むものは、言葉で表すよりも感覚で感じるタイプの人もいらっしゃるかもしれませんが、なるべく具体的に書くことをおすすめします。具体的に夢を持てると、自分の意識がその事柄に集中しやすくなることと、仲間や周囲からの協力が得やすくなるからです。たとえば、贈り物をする時に、その人の好きな食べ物や色が分からなくて、贈り物を選ぶのに苦労した経験はありませんか。叶えたい夢も同じです。「自分はこれを叶えたい」と明確にすることで、欲しいものを手に入れやすくしていきます。

ステップ・バイ・ステップ！　願望実現リストの作り方

たとえば、新築の家を建てる場合、家のサイズや間取り、壁紙の色や、床の材質、扉の形など、たくさんのことを決めることで家が完成します。新築の家の場合は、「家を建てる」が最終ゴールですが、そのゴールに近づくために必要な条件として、壁紙の色や部屋の数を選択していきますね。夢を叶える場合も同様で、たくさんの要素が合わさることで夢が実現します。願望実現リストは、夢を叶えるために必要な条件10項目と、その条件を実現するために必要な行動を40項目出し、明確にしていくものです。一度で完全なリストを作成する必要はないので、手順に沿ってやってみてください。

もし、夢が叶うことに遠慮や躊躇がある場合は、まずは今月達成できそうな小さな夢を用意して、自分が夢に向かって進む感覚に慣れていきましょう。左記の五つのステップに沿って、願望実現リストを作っていきます。たくさんの項目をリスト化していくので、ペンとノートを準備してください。

STEP 1 やりたいこと、叶えたいことを10個書き出してイメージを膨らましてみる

まず、叶えたいことのイメージを膨らませます。この段階では、簡単に実現しそう

なことでも、いつかやってみたいことでも、どちらでもかまわないので、やってみたいことを気軽に書き出す練習をしてみましょう。内容は大雑把でもかまいません。ここで大切なのは、気軽さです。叶えたいことがすでに一つに絞られている人は、このステップは飛ばして、STEP 2から始めてください。

ポイントは、実際に実現可能かどうかを考えるより、「やってみたいな」「実現させたいな」と思えるものを書き出すことです。

意欲的に取り組んでみたいことが浮かばない場合は、願望実現の手順を練習することを目的に、試しに今月できそうなことから始めていただいてもかまいません。

○例

●海外旅行をする
●キッチンを一新する
●フランス語を学び直す
●恋人がほしい

もし、叶えたいことが思い浮かばない場合は、やりたいことがないくらい満足している自分を想像してみましょう。その自分を想像して、今の自分と似ている場合は、今の生活に満足している証拠です。乖離がある場合は、自分の人生で変えたい部分があるはずなので、変えたいことを書き出してみましょう。非日常の面で夢を叶える経験をしたい場合は、雑誌を読みに行ってみたり、「旅行」「趣味」「アート」など、画像検索をしてイメージを膨らませてみてくださいね。

STEP 2 叶えたいことを一つ選択する

次に、一番はじめに叶えたいことを一つ決めます。STEP 1で書いたことの中で、一番はじめに叶えたいことを選んでください。ここで選んだものが、最終ゴールになります。最終ゴールはあくまでも、最終的に到達する状態なので、具体的なステップは次のSTEP 3で行っていきます。

叶えたいことを一つ選んだら、次は、ゴールを具体的にしていきます。先ほどの例で、「海外旅行をする」というものがありましたが、一生のうちいつかできたら良いなとも受け取れてしまいます。いつまでに、どの場所に、どのくらいなど具体的にイメージしていきましょう。

ポイントは、そのフレーズを聞いて大体のイメージが頭に浮かぶくらいの具体性を持たせることです。

海外旅行を例にすると、海外旅行は日本以外のどこかを指すことになるので、行く場所によって渡航料金も時間も全く変わります。このままだと、具体的にやるべきことを定めにくくなります。台湾なのか、マダガスカル島なのかまでの具体性はなくても、「東南アジアの島国」「カリブ海」など、エリアを決めると良いですね。

STEP１で記載した例を具体的にすると、たとえばこんな感じです。

○例

●「1年以内にアジアへ2回」海外旅行をする
●キッチンの「食器を」一新する
●フランス語を学び直して「会話ができるようになりたい」
●「ヨガが趣味」の恋人がほしい

主語をつける必要はないですが、具体的な目標やステップは、自分でできる内容が基本です。もし他者も関わる内容である場合は、その事柄において「自分がやること」をリストに記載してください。

STEP 3 叶えるためにやることの条件を10個決める

次に、叶えたい事柄を達成するために必要な条件を、10項目挙げます。STEP 2で書いたゴールに対して自分が求める条件を、ここで明確にしましょう。

夢を叶えやすくするために、具体的に表現するのがポイントです。よくありがちな叶わない夢のパターンとして、曖昧な表現があります。たとえば、「自分のペースで働ける職場」と書いた場合、雰囲気は伝わりますが、具体的にどのような働き方が「自分のペース」なのかがわかりません。このリストは自分の条件を明確にすることが目的なので、条件が細かければ細かいほど、自分が叶えたい要素をつかむことができるようになり、夢が具体化されていきます。表現にもこだわってくださいね。

○例：「転職」がゴールの場合の条件
×NG例「自分のペースで働ける職場」
○OK例「週40時間勤務のテレワークができる職場」

同様に、リラックスできる、安心感がある、開放感があるなどの言葉は曖昧なので、具体的にどんな時にリラックスできるのか、安心できるのか、開放感があるのはどのような状況か、思い浮かぶ情景を言葉で記載するようにしましょう。

STEP 4 条件を達成するために具体的に行うことを40個書き出す

STEP 3の内容は条件を明確にし、STEP 4では自分が行動することを40項目に細分化していきます。40項目を埋めずに達成できることであれば項目数にこだわる必要はないですが、たくさん書くことができたら理想です。

ここでのポイントは、「ハードルを低く設定する」です。がんばってなんとかできることではなく、軽々できることをリストに加えていきましょう。

たとえば海外旅行を叶える場合は、「渡航費20万円を貯める」だと、負担が大きく感じられるかもしれません。ですが、「1ヶ月に5000円は旅行貯金をする」とか、「今月はアイスクリームを食べるのをやめて、代わりに旅行資金として貯金する」とするのも良いでしょう。自分がやることは、簡単であればあるほど良いです。40項目のリストを埋めていくため、簡単にできることも項目に埋めていきましょう。特に、最初の一歩はハードルを下げてくださいね。

○例：「1年以内にアジアへ2回海外旅行をする」がゴールの場合

×NG例「渡航費20万円を貯める」

○OK例「1ヶ月に2万円旅行貯金をする」

178ページに STEP 2 ～ STEP 4 の参考例を載せておくので、参考にしてみてください。

●成功率を高めるためのコツ

具体的な行動を書くことでリストは完成しますが、成功率を高めるためのコツをお伝えします。それは、「～してくれる」、「～してもらう」のフレーズは使わないようにすることです。代わりに、自分がやることを記載しましょう。「～してもらう」アプローチは、自分で主導して動くよりも他者に期待をかけている要素が含まれます。誰かと一緒に達成することだとしても、その他者の都合や制約に左右される可能性があります。他者が期待通りに動いてくれない場合や協力が得られなかった場合、夢の達成に支障が生じることがあるので、自分で完結する内容に意識を集中します。

○例：「1年以内にアジアへ2回海外旅行をする」がゴールの場合

×NG例「友達からオススメの渡航先を紹介してもらう」（オススメが自分に合うかどうか、分かりません）

○OK例「渡航先のオススメを元に、行ってみたい場所を決める」（オススメされた上で自分が行きたい場所を決めるのはＯＫ）

STEP 5 リストのうち、今月できそうなことを10個選んでみる

STEP 4で記載した内容の全てを読み返し、満足がいく場合は、リストの中から今月できそうなことを5個選んでみてください。そしてそれらを、マーカーなどで目立たせるか、手帳など常に目に届くところに書き写します。ここからは、具体的な行動を始めていきましょう。やる気はあっても時間がない、という場合は、この項目は何日までにやる、などカレンダーに予定を書き込むことをおすすめします。

STEP 1で書いたことを叶えたいのは確かだけれど具体的なステップを思い浮かべられない場合は、その分野に携わっている人と話してみると良いですね。可能であれば、実際にやってみたい分野を体験するのも良いでしょう。

● リストは常に更新していくのが正解！

月に2回程度、リストを見返す習慣を作ってみてください。実際にリストを実践で

きていないとしても、そのリストをみてワクワクしたり、この調子で叶えたいと思うことができたら順調に進んでいるサインです。もし、やる気が湧かない時は、そのテーマを叶えるために最高のタイミングではないかもしれません。

自分がやりたいことの優先順位が変わることもあるので、自分が楽しいと思えることに時間を割くようにすると良いでしょう。「あなたがあなたであることを思い出す」ことができている時には、変化のスピードは関係なく、夢の実現は最高のタイミングでやってきます。焦ったり無理したりする必要はありません。

STEP1からSTEP5までの流れのうち、STEP2〜STEP4の参考例を載せておきます。

特に「STEP4 条件を達成するために具体的に行うことを40個書き出す」は誰かから話を聞いてから分かることもあると思うので、一度に無理して作る必要はありません。STEP3とSTEP4で、そんなに項目を作らなくても目標達成が可能であれば、無理して10個、40個のリストを埋めなくて大丈夫です。

【願望実現リスト参考例】

○叶えたいこと STEP2

1年以内にアジアへ2回海外旅行をする

○条件 STEP3

1. アジアのビーチリゾート
2. 3連休＋1日で行ける場所
3. 五つ星ホテル滞在
4. ビーチまで歩いていくことのできるホテル
5. インフィニティプールで泳げる
6. ショッピングが楽しめる
7. 地元のお祭りに参加できる
8. ビーチヨガに参加できる
9. スパを1万円以下で堪能できる
10. 地元産の海の幸を堪能できる

○叶えるためにやること STEP4

・友達3人にオススメの旅行先を聞いてから候補をリストにする

・格安航空券の調べ方を○○さんに聞く
・５万円以下で泊まれる五つ星ホテルを調べる
・３連休＋１日で行ける場所をリストにする
・旅行会社のパックツアーを３社検索してみる
・パックツアーで掲載されている旅程を参考にして、格安航空券＋ホテルの値段を比較する
・大体の予算を把握する
・カレンダーを見ながら旅行ができそうな日程候補を挙げる
・アジアのビーチリゾートでおすすめを調べてみる
・旅行できる時期に行われる現地のお祭りを調べる
……続く

●夢を叶えやすくするためのとっておきのヒント

夢を叶えるために、具体的にやるべきことを書き出すためには、自分の「現在地」を把握しておくとやりやすくなります。たとえば、「恋人がほしい」と思っていて、相

手に求める容姿や性格が明確だとしても、自分自身の見た目にコンプレックスがある場合、自分の見た目のコンプレックスを変えることをゴールにした方が、恋愛をうまく成就させることができるでしょう。大きなゴールは「恋人がほしい」であったとしても、「〇〇のコンプレックスを手放して恋人に好かれる自分」を小ゴールにしたほうが、まず初めに取り組むべきことが明確になります。リストに記載する内容に、自分のコンプレックスを取り除く内容を加えてみましょう。自分の理想の恋人の姿を具体化することに合わせて、自分の現在地が、望む理想とどのくらい差があるかを把握すると、行動すべきことも分かりやすくなります。

叶わないテーマかも、と思った時に読むページ

リストは書けたけど実行できない、このテーマでは叶いそうにないと思った時に考えられる三つの原因をお伝えします。

①その内容について自分が詳しくない時

この場合は、方法を知らない状態なので、まずは情報収集をしましょう。自分より

もその分野について詳しい人に話を聞いてみるのも良いですね。ただ知らないだけの場合は、学んだり情報収集するためにやることを40のリストに加えてみましょう。

②他の誰かの成功や憧れを自分に押し付けている時

他人が成功している姿を見て「私もこうなりたい」と感じた経験がある人もいると思いますが、それが自分にとっての夢であるかは別です。自分が憧れの姿のままに生活している様子を頭に思い浮かべてみましょう。もし、他の誰かの成功例と完全に一致している場合は、それに対しての条件とやることのリストを記載していくことになりますが、少しでも異なる場合は、その部分を含めて願望実現リストに記載していきます。夢や憧れは、いくつあっても大丈夫です。まずは自分の望む姿が他人の成功例の延長になっていないか確認してみてください。

③それほど叶えたくないことが項目に含まれてしまっている時

叶えたいことと、そうでないものが混ざってしまっている事例はとても多いです。この場合は、項目を細分化して、叶えたいことの優先順位を明確にしましょう。たとえば、「アンティークの着物を着て金沢旅行をする」という項目があるとします。これには、「アンティークの着物」、「金沢」、「旅行」の三つの要素が含まれます。この三つが揃うことが理想であっても、まずは細分化してみてください。たとえば、「アンティークの着物を来て出掛ける」と、「金沢旅行」の二つに分けるとします。この場合、今すぐに叶えたいことは「アンティークの着物でのお出掛け」かもしれません。細分化することで優先順位が明確になることもあるので、「叶えたいことを、どの順番で叶えたい？」と自分に問いかけてみましょう。叶えたい順番が明確であれば、夢の実現はグッと早まりますよ。

願望実現リストの作り方は以上です。

リスト作り以外に、おすすめしたいことが一つあります。それは、日常生活で、「自分がやりたいことはないか？」という視点を取り入れることです。たとえばカフェを開きたいと思っているとしたら、どんなカフェがあるか、どんな飲み物をメニューに載せたいか、などを日常的に意識してみるのです。「あなたがあなたであることを思い出す」という経験は、日常の至る所にあります。自分の気持ちに素直に「好きだな」と思えることに気付く練習をしていきましょう。

この作業を通して、転職や起業をはじめとする仕事で夢を叶えた人はもちろん、パートナーやソウルメイトを見つけた人も大勢いらっしゃいます。夢が叶うだけでなく、願った以上の現実もやってくるので、楽しみにしていてくださいね。くわえて、一生のうちに一度は手に入れてみたいと思っていたカバンをお誕生日にプレゼントされた人や、旅先で予約し損ねた国立公園のチケットを現地で知り合った人に譲ってもらうことができた人など、意図するだけで叶う未来がやってきます。「あなたがあなたであることを思い出す」ことができている時にはこのようなことが起きます。夢が叶う現実は、手の届く範囲にあると信じてリストを作ってみてください。

Column 5.

生理痛やＰＭＳがあるときは、実は自己肯定感が低くなりやすいという話

生理痛やＰＭＳは、実は生涯経験する必要がないものであることをご存知ですか。これらの女性特有の症状は、バランスの乱れを身体が教えてくれているので、早めに対応しましょう。生理痛やＰＭＳが起こる原因と、その対策についてお伝えします。

アーユルヴェーダでは、生理痛やＰＭＳは、五元素の中でも風と空間の要素（ヴァータ）の乱れのサインの可能性が高いです。風のエネルギーを想像してみてください。フットワークが軽いという利点がある反面、乱れのきっかけがあると、ずっしりと腰を据えていることができないという欠点もあります。このサイクルを形成する原因は複数ありますが、目まぐるしい生活や不規則な食習慣などが原因のことが多いです。これは、自分の内側とつながる代わりに、その外側にある自分以外の何かとつながりやすい状況を作るので、要注意です。この状態が続くと、自分への自信がなくなったり、

過剰に自己批判をすることが起きます。昨今、自己肯定感が低い、という表現がありますが、実はこの状態は、風と空間の要素（ヴァータ）の乱れと強い関係性があります。症状の改善だけでなく、精神的な安定のためにも、次の二つを意識してみてください。

私のおすすめは、乾燥を避けることです。風の要素は「乾燥」という性質も持ち合わせているので、油分を摂ることをおすすめします。身体の内側から潤いを与えましょう。仮にPMSや生理痛を感じていなくても、肌の乾燥が強い場合は、風の要素が高い体質の可能性もあります。第3章で触れている通り、ごま油やギーなど、良質な油を毎食の食事に取り入れましょう。毎食、大さじ1から大さじ2程度の油分を食事に使い、身体の内側から潤いを補いましょう。

もう一つのおすすめは、必ず10時までに就寝し、8時間の睡眠をとることです。就寝時間と起床時間に規則性を持たせることをおすすめします。休むという行為も大切にしてあげてくださいね。

PMSなどを経験していない場合でも、身体が冷えているかも、と感じる場合は、まずは身体を温めましょう。アイスクリームや冷たい飲み物は、「冷」の要素を体内に取り込んでしまうのでほどほどに。また、寒いと感じている時には靴下を履くようにしましょう。

生理痛やPMSを感じている時は、自分の内側とつながる経験を邪魔したり、夢を叶える代わりに不安を誘発することがあります。基本的には、右記に書かれている乾燥対策と規則性のある生活によって改善が期待されるので、早めに対処して、自分のバランスを整えましょう。

あとがき

「これなら理想の自分に近づけるかもしれない」。私がはじめて「アーユルヴェーダ」と出合った時に感じたのは、この感覚でした。

ヨガの講師の資格を取得するためにスクールに通っていた頃、たまたま受講した授業で、私はアーユルヴェーダと出合い、25年ほど抱えていた悩みを解決することができました。この出合いが私を変えてくれたのだと思うと、この世に必然は本当に存在すると思わずにはいられません。

元々私は、食べることが大好きで、旅行先でも、現地のおいしいものを欠かさず食べるタイプでした。今でもその気持ちは変わりませんが、アーユルヴェーダを学ぶ前は、食べて太って後悔するサイクルに悩み、「こんなの理想の自分ではない」と虚無感に苛まれる時間を過ごしてしまいました。

「はじめに」でも触れましたが、食べ物以外でも、一生懸命やったのに指摘を受けたり、誤解されるなど、とにかく辛いと感じることが多い人生でした。そして、それらを乗り越えるために、成功している人の本を読んだり、資格試験のための勉強に励みました。でも、がんばる前にやることがあることに気付いていませんでした。

理想の自分に近づくために、私が本当にやるべきことは世の中の常識や周囲の意見を取り入れるのではなく、自分の本心に気付くために時間を使うことでした。

では、どうすれば自分の本心に気付き、理想の自分に近づくことができるようになるのかと考えた時に、ありのままの自分を取り戻すためのインド医学「アーユルヴェーダ」と、身体を整える「腸活」が結び付き、「アーユルヴェーダ式5日間腸活」が生まれました。

「アーユルヴェーダ式5日間腸活」を始めてみたところ、徐々に自分の本心に気付くことができ、うれしいことに体型を維持することはもちろん、「やりたい」と思ったらすぐに行動することができるようになり、その喜びは、年齢を重ねるごとに増える毎日になっています。

この本では、理想の自分に近づくために願望実現リストの作り方にも触れていますが、身体を整えてから、ぜひ自分の欲を文字に書き出していってくださいね。「理想の自分に近づくって簡単なんだ」「願いは叶うんだ」という体験をしていただけたらうれしいです。

最後になりますが、私の企画を一緒に練り上げてくださった株式会社ザメディアジョンの堀友良平さん、編集を担当してくださり書き直しや訂正にも快くご対応いただいた芝紗也加さんに、感謝の気持ちでいっぱいです。

そして読者のみなさん、本書を手にしていただきありがとうございました。身体を整える経験を通して自分の「食欲」に意識を向け、自分の持つ欲に気付くことができれば、叶えたいことも自然と叶う日々がやってきます。

素直な欲を感じられる時は、「あなたがあなたであることを思い出す」ことができている時なので、この感覚を見逃さないでくださいね。最高のタイミングで自分が整い、最善のタイミングで夢が叶うことを応援しております。

2024年4月5日　ヒンドゥー文化が根付くバリ島から　加藤ジェシカ

加藤ジェシカ　かとうじぇしか

インド哲学実践家。フィンランドとスウェーデンへの留学、中国へのインターンシップ、ハワイでの就労、そして世界80カ国を訪ねた結果、裕福でも不満が絶えない人と、貧しいのにとびきりの笑顔で話しかけてくれる人たちの違いは何だろう、と疑問に思ったことをきっかけに、インド哲学を学ぶに至る。

自分という存在は、「肉体、魂、心」の3つで成り立つと考えるインド医学（アーユルヴェーダ）に触れた時、この理論に答えがあると合点がいき、インドとアメリカで、累計2,000時間アーユルヴェーダを学ぶ。理想を現実にするためには腸の調子が重要で、腸次第で人生は自分の理想に限りなく近くなることに気付く。

現在では、肉体のケアができるライフスタイルの提案に加え、魂と心を癒やすことを通してマインドブロックを外すことに注力を注いで活動中。マインドブロックを外すための潜在意識のリーディングは、累計1万回、ひと月に150人のリーディングを行う。

2024年夏より、「あなたがあなたであることを思い出す」ための講座を開講予定。

理想の自分に近づく
「アーユルヴェーダ式5日間腸活」
夢を叶える人が食事前にやっていること

2024年4月5日　初版発行

著者　加藤ジェシカ
発行人　田中朋博
発行所　株式会社ザメディアジョン
〒733-0011 広島市西区横川町2-5-15
TEL 082-503-5035　FAX 082-503-5036

企画　加藤ジェシカ　堀友良平
編集　芝紗也加
デザイン・DTP　向井田創
校閲　菊澤昇吾
印刷・製本　シナノパブリッシングプレス

ISBN978-4-86250-781-5